放邪出路理论与临证

盛增秀　黄飞华　李海林　余丹凤　施仁潮　主　编

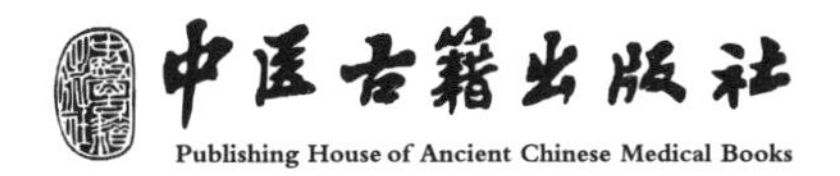

图书在版编目（CIP）数据

放邪出路理论与临证 / 盛增秀等主编 .—北京：
中医古籍出版社，2023.6
ISBN 978-7-5152-2635-4

Ⅰ . ①放… Ⅱ . ①盛… Ⅲ . ①瘟疫论 Ⅳ .
① R254.3

中国国家版本馆 CIP 数据核字（2023）第 055842 号

放邪出路理论与临证
盛增秀　黄飞华　李海林　余丹凤　施仁潮　主　编
江凌圳　庄爱文　王　英　竹剑平　副主编

责任编辑　刘　婷
封面设计　韩博玥
出版发行　中医古籍出版社
社　　址　北京市东城区东直门内南小街 16 号（100700）
电　　话　010-64089446（总编室）010-64002949（发行部）
网　　址　www.zhongyiguji.com.cn
印　　刷　廊坊市鸿煊印刷有限公司
开　　本　710mm×1000mm　1/16
印　　张　8.75
字　　数　130 千字
版　　次　2023 年 6 月第 1 版　2023 年 6 月第 1 次印刷
书　　号　ISBN 978-7-5152-2635-4
定　　价　39.00 元

《放邪出路理论与临证》

编委会

主　　编　盛增秀　黄飞华　李海林　余丹凤

施仁潮

副主编　江凌圳　庄爱文　王　英　竹剑平

编　　委　（以姓氏笔画为序）

丁立维　尹广超　毛伟波　安　欢

孙舒雯　李　健　李延华　李荣群

李晓寅　余　凯　沈忆奕　陈秀琳

孟子蛟　赵景广　胡　晶　贾含雪

袁　媛　高晶晶　崔一迪　常春阳

曾　诚

学术秘书　李晓寅　余　凯

编写说明

放邪出路是中医祛邪的主要手段之一，即通过汗、吐、下和渗利诸法，逐邪外出，从而达到愈病的目的。千百年来，它在防治疾病特别是外感病中发挥了极其重要的作用。试观当今临床，尤其在防控包括非典型性病毒性肺炎、新型冠状病毒肺炎等急性传染病中，国家和各省市推出和研制的不少防治方药，诸如清肺排毒汤、宣肺化浊汤、连花清瘟胶囊、宣肺清热方等等，从其治法来分析，放邪出路确是其重要一环。以清肺排毒汤为例，方由麻杏石甘汤、小柴胡汤、五苓散、射干麻黄汤合化而成，其中麻黄、桂枝、柴胡疏散发汗以解表邪，五苓散渗利小便以祛湿，意在给邪以出路，显而易见；又如宣肺化浊汤，方中麻黄、连翘、羌活发汗解表，大黄泻下邪浊，其放邪出路，跃然纸上，实践证明这些方剂治疗新型冠状病毒肺炎，疗效独特，为世人所瞩目。

基于上述，我们以“传承精华，守正创新”为指导思想，特编写了《放邪出路理论与临证》一书，希冀在博大精深的中医药学中，进一步挖掘和整理研究这方面的有关文献资料，为当今运用现代科学技术，研制开发出更多具有高效、速效和长效的新药提供文献支持，更好地为现代临床服务，以造福于全人类。

本书分上、中、下三篇，上篇为理论探要，包括放邪出路理论的内涵、放邪出路理论的源流探讨、放邪出路治法作用原理分析、名家论述选释四个方面；中篇为临证撷菁，涉及放邪出路方剂和特异疗法举例说明、正确运用放邪出路治法的思考两个方面；下篇为医案选评。编撰力求做到文献发掘充分，中医特色鲜明，学术研讨深刻和内容切合应用，同时本着“少而精”的原则，文字不在于多而在于精，抓住关键性问题予以阐述。需要说明的是，下篇医案选评的比例较大，目的是理论紧密联系实际，提升本书的应用价值。各案的标题为编者所加，系根据该案的病因、病机、治法和病情转归提炼而成。

尽管我们有这样一种愿望，但限于水平，书中缺点和不足之处在所难免，殷切期望专家和同道予以指正。

编委会

2022 年 8 月

目　录

上篇　理论探要

中篇　临证撷菁

下篇　医案选评

上篇　理论探要

一、放邪出路理论的内涵

什么叫“放邪出路”？这个问题必须首先搞清楚。如“编写说明”所述，放邪出路是中医祛邪法的重要手段之一。究其内涵，清代医家周学海曾直截了当地解释为“使邪有出路”。何谓“出路”？《素问·汤液醪醴论》曾明确指出：“开鬼门，洁净府。”《素问集注》注曰：“开鬼门，发表汗也；洁净府，泻膀胱也。”可见鬼门者，毛孔也；净府者，膀胱也。两者皆为人身之窍道，邪之去路。广义来说，凡人身诸窍，主要包括汗孔、鼻、口、前阴、后阴，均为邪气进出之门户。由是观之，祛邪之法，主要应立足于使邪气从窍道而出，即吴又可《温疫论》“导引其邪从门户而出”是也。

二、放邪出路理论的源流探讨

放邪出路理论源远流长，早在秦汉时期的《黄帝内经》(以下简称《内经》)，堪称是肇其端、出其源者。如《素问·热论》指出：“其未满三日者，可汗而已；其满三日者，可泄而已。”未满三日，病邪尚偏于肌表，故用汗法以散邪；其满三日，病邪已传里成实，故用下法以逐邪。尽管汗下二法有异，但驱邪外出则一，实乃放邪出路的具体体现。他如《素问·阴阳应象大论》所述的“其高者，因而越之；其下者，引而竭之”。“其有邪者，渍形以为汗；其在皮者，汗而发之”等发汗、涌吐、通利诸法，皆放邪出路，以达到邪去病愈之目的。《内经》作为中医第一部经典巨著，其论述无疑对历代医家有关放邪出路的理论和治法树立了津梁，厥功甚伟。

后汉张仲景《伤寒杂病论》继承和发展了《内经》的旨意，在治疗外感热病中，广泛应用汗、吐、下和渗利诸法以祛除邪气，如麻黄汤之开腠发汗，桂枝汤之解肌散邪，瓜蒂散之涌吐，承气汤之攻下，五苓散之渗利等等，洵为放邪出路的经典名方，影响极其深远。

晋唐时期，葛洪《肘后备急方》立葱豉汤，为发汗祛邪的单捷小剂，对后世发汗法的方剂创制很有启发，如俞根初《通俗伤寒论》葱豉桔梗汤，即由此衍化而来。巢元方《诸病源候论》对应用汗、吐、下诸法的适应证候，着重予以发挥，如《伤寒取吐候》谓："伤寒大法，四日病在胸膈，当吐之愈。有得病二三日便心胸烦闷，此为毒气已入，有痰实者，便宜取吐。"《温病取吐候》亦有类似论述："温病，热发四日，病在胸膈，当吐之愈。有得病一二日，便心胸烦满，为毒气已入，兼有痰实，亦吐之。"孙思邈《备急千金要方》发明了不少放邪出路的名方，如治五脏温病方中多用了葛根、麻黄、生姜、豆豉、葱白等辛散透发之品以散邪。尤其值得指出的是，孙氏还创制了治风温之葳蕤汤，滋阴与解表并行，补仲景之未备。

宋元时期，《太平惠民和剂局方》是宋太医局编写的成药处方配本，其中收录汗、吐、下和渗利诸方甚多，比如圣散子、五积散、人参败毒散、葛根解肌汤、参苏饮、凉膈散等等，均是放邪出路经世名方。特别是金元时期的四大家，其中刘河间《宣明论》的防风通圣散，适用于外感热病内外皆实，是表里双解的经典之方。被称为"攻下学派"代表人物的张子和，其重视导邪出路更是达到了登峰造极的地步，其《汗吐下三法该尽治病诠》一文，淋漓尽致地突显了他的学术观点和特色。该文指出"夫病之一物，非人身素有之也，或自外而入，或由内而生，皆邪气。邪气加诸身，速攻之可也，速去之可也"，强调"邪去而元气自复"。并将汗、吐、下三法加以引申，尝谓"三法可以兼众法者，如引涎漉涎、嚏气追泪，凡上行者，皆吐法也；炙、蒸、熏、渫、洗、熨、烙、针刺、砭射、导引、按摩，凡解表者，皆汗法也；催生下乳，磨积逐水，破经泄气，凡下行者，皆下法也"。细味张氏的论述，凡邪气为病，治当以祛邪为要务，祛邪之法虽多，可以汗、吐、下三法赅之。我们体会，这些治法无非是放邪出路，使邪从外而解，病邪消除，元气自复，其病自瘳，这就是张氏推崇逐邪的奥义所在。

明清时期，随着温病学说的发展与成熟，治疗外感热病运用汗、下、渗利诸法有了长足的进步。如治疫大家吴又可《温疫论》，十分强调“客邪贵乎早逐”，对攻下逐邪推崇备至，提出“急证急攻”“因证数攻”“凡下不以数计”等独特见解。吴氏之所以注重下法，同样是立足于“导引其邪从门户而出”，并称此为“治之大纲，舍此皆治标尔”，足见其对放邪出路的高度重视。清代主张寒温统一的医家俞根初在其所著《通俗伤寒论·六经总诀》中指出：“邪去正乃自安，故逐邪以发表、攻里为先。”并进一步阐释：“余谓发表不但一汗法，凡发疹、发斑、发瘖、发痘，使邪从表而出者，皆谓之发表；攻里亦不仅一下法，凡导痰、蠲饮、消食、去积、通瘀、杀虫、利小便、逐败精，使邪从里而出者，皆谓之攻里。”何秀山对俞氏的观点十分赞赏，且予以发挥说：“凡邪从外来，必从外去，发表固为外解，攻里亦为外解，总之使邪早有出路而已。”温病学派四大家叶天士、薛生白、吴鞠通、王孟英治疗温病，亦力主放邪出路。如叶天士《温热论》尝谓“在卫汗之可也”，指出发汗祛邪是治疗卫分证的大法。又谓：“未传心包，邪尚在肺，肺主气，其合皮毛，故云在表。在表初用辛凉轻剂，夹风则加入薄荷、牛蒡之属，夹湿加芦根、滑石之流，或透风于热外，或渗湿于热下，不与热相抟，势必孤矣。”“再论三焦不得从外解，必致成里结，里结于何？在明阴胃与肠也，亦须用下法。”文中所提及的“夹风”“夹湿”“里积”的治法和用药，显然是发汗、泻下、渗利的具体应用。吴鞠通《温病条辨》主要贡献之一在于创制了为数众多的治疗温病方剂。其中导邪出路的方剂有银翘散、桑菊饮、杏苏散、新加黄龙汤、宣白承气汤、导赤承气汤、增液承气汤、薏苡竹叶散、茯苓皮汤等。王孟英在《随息居重订霍乱论·治法篇第二》中认为：“霍乱诸痧，皆由正气为邪气所阻，故浊气不能呼出，清气不能吸入，而气乱于中，遂成闭塞之证……人即昏闷而死。然呼出肺主之，肺开窍于鼻，用皂角末或通关散，或痧药吹入鼻中，取嚏以通气道，则邪气外泄，浊气可出，病自松也。”将“取嚏”亦归入放邪出路法的范畴，颇有新意。此外，雷少逸《时病论》治疗时病，发明了不少放邪出路的方剂（以法代方），诸如辛散太阳法、宣疏表湿法、辛温解表法、辛凉解表法、解肌散表法、通利州都法等，影响亦大。还值得一提的是周学海《读医随笔·用药需使邪有出路》文中，更言简意赅地指出：“凡治病，总宜使邪有出路。宜下出者，不泄之不得下也；宜外出者，不散之不得外也。”放邪出路的含义，昭然若揭矣。

现代中医临床仍广泛地采用这一治法。如蒲辅周老中医尝云“温病最怕表气郁闭，邪热不得外达，更怕里气郁结，秽浊阻塞”，主张及时宣郁破壅，放邪出路，善用升降散及其加减方治疗温病，多获卓效，充分体现了重视放邪出路这一治疗原则。也有人介绍在西药对症处理的同时，加用中药复方大黄汤（大黄、川芎、银花、连翘、黄芩、黄柏、夏枯草、知母、木香），促使细菌及其毒素尽早排出体外，治疗中毒性菌痢38例，与单用西药对症处理组10例比较，疗效显著提高。两组虽均治愈，但24小时内降温者，加用复方大黄汤组占58%，单纯西药组仅占20%，有显著差异。解放军第266医院传染科．复方大黄汤加西药治疗中毒型菌痢38例［J］．新医学，1976（10）：471—473.

在流行性出血热的发热期，即于清热解毒中配用生大黄等味兼通二便，根据病情轻重，少则三剂，多则十数剂，以有形实邪或无形郁热从下而解为度，收到了显著的效果。《江苏医药》编辑部．温热病专辑［M］．南京：江苏科学技术出版社.1981：135.

举凡这些，充分说明放邪出路的治法，有着重要的实践意义。

三、放邪出路治法作用原理分析

运用汗、吐、下诸法以放邪出路能取得疗效，其作用原理若何？这是值得研讨的问题。张子和在《儒门事亲·汗吐下三法该尽治病诠》中对此有比较深刻的记述："夫病之一物，非人身素有之也。或自外而入，或由内而生，皆邪气也。邪气加诸身，速攻之可也，速去之可也，揽而留之何也？虽愚夫愚妇，皆知其不可也。及其闻攻则不悦，闻补则乐之。今之医者曰：'当先固其元气，元气实，邪自去。'世间如此妄人，何其多也！夫邪之中人，轻则传久而自尽，颇甚则传久而难已，更甚则暴死。若先论固其元气，以补剂补之，真气未胜而邪已交驰横骛而不可制矣！惟脉脱下虚，无邪无积之人，始可议补。其余有邪积之人而议补者，皆鲧湮洪水之徒也。今予论吐、汗、下三法，先论其攻邪，邪去而元气自复也。况余所论之法，谙练日久，至精至熟，有得无失，所以敢为来者言也。"他还以汗法为例，指出："风寒暑湿之气入于皮肤之间而未深，欲速去之，莫如发汗。圣人之刺热，五十九刺，为无药而设也，皆所以开玄府而逐邪气……然不若以药发之，使一毛一窍无不启发之为速也。"吴又可《温疫论》曾对下法的作用作了详尽的阐发，认为"诸窍乃人身之户牖也。邪自窍而入，未有不由窍而出"。在分析邪热与结粪的关系时指出："因邪热而致燥结，非燥结而致邪热。"断言"邪为本，热为标，结粪又其标也"。因此，应用攻下之法，旨在攻逐邪热，放邪出路，所谓"承气本为逐邪而设，非专为结粪而设也"，深刻阐明了通便仅是下法的一种手段，而逐邪才是目的。他还盛赞大黄之类攻下药物在消除实热、导邪外出上的显著功效，尝云："得大承气一行，所谓一窍通，诸窍皆通，大关通而百关尽通也。向之所郁于肠胃之邪，由此而下，肠胃既舒，在膜原设有所传不尽之余邪，方能到胃，乘势而下也。譬若河道阻塞，前舟既行，余舟连尾而下矣。至是邪结并去，胀满顿除，皆借大黄之力。"逼真的记述，形象的比喻，如绘地说明了下法的作用，主要是在于开通人身窍道，使邪气有径可泄。俞根初《通俗伤寒论·六经治法》进一步发挥了汗、下两法的精义，他说："凡伤寒病（广义）均以开郁为先，如表郁而汗，里郁而下……皆所以通其气之郁也。病变不同，一气之通塞耳！塞则病，通则安。”又戴北山对汗法的作用机理说得更为切要：“汗法不专在乎升表（发汗），而在乎通其郁闭，和其阴阳。”总而言之，古代医家提示我们，放邪出路治法的作用原理在于启窍道，开郁闭，通壅塞，以冀邪从外而解，邪去则病自安，正自复。

我们认为，中医祛邪法特别是放邪出路的思路和方法，有其自身的特点，它与西医病原疗法比较，虽同是针对病因病原而治，但两者在运用方法、作用机理等方面，却有很大的不同。诚然，现代研究已证实不少中医祛邪方药，特别是清热解毒类方药，有良好的杀灭或抑制病原体的作用，这在沟通中西医理论上固然能说明一些问题，但毕竟是问题的一部分，而非全部，甚至还不是问题的实质，如果局限在抗菌、抗病毒等角度来探讨中医祛邪法的作用原理，也许很多问题找不到正确答案，难以作出令人置信的解释。如蒲辅周老中医曾用桂枝汤类方治疗“表虚而喘”的腺病毒肺炎，各地用白虎汤治愈流行性乙脑炎等，若从其方药组成来分析，很可能无明显，甚至没有直接抗病原体的作用。究竟中医祛邪法的作用原理何在？要搞清这个问题，我们认为首先应在研究思路和方法上重视中医传统理论和实践，建立符合中医自身特点的实验体系和方法。就祛邪法的实验研究而言，应从整体出发，多方面、多层次、多途径地予以研究。对此不少学者已从免疫、代谢、消炎、退热、毒素排泄等方面进行了大量的实验研究，并取得了可喜的成绩。然而，更应结合中医祛邪法的特点，在“放邪出路”等关键问题上多下功夫，运用现代科学知识和方法，逐步揭示其奥秘，阐明其实质。譬如，对湿病的治疗，中医很重视通利小便，导邪外出，谓“治湿不利小便，非其治也”。我们不妨将患者治疗前、中、后的小便做一番比较，分析其有何改变，到底有无“湿”的成分排泄出来。或许这种未知的成分还难以被目前的检验条件和方法所发现，需要我们做新的探索。倘若能在这些方面有所突破，必将为中医“放邪出路”的治法提供客观依据。这样做，不仅有利于中医特色的发扬，还有可能为现代治疗感染性疾患等闯出一条新路子，提供新技术、新方法，从而进一步提高疗效，意义是十分重大的。

还须指出，临床应用祛邪法，不能牵强附会地以西医的理论来指导用药，如有些医生对感染性疾患的治疗，不讲究病期，当邪在肌表时（如温病卫分证），忽视解表散邪，而芩、连、栀、柏、大青叶、板蓝根等苦寒药物，大剂频投，意欲“抗菌（或病毒）消炎”，以求速效，却往往使邪气冰伏，致生变端。这都是因为硬套西医的观点，违背了中医辨证施治原则的结果，显然是不恰当的。

不可否认，西医病原疗法常有针对性强、作用显著、获效迅速等优点，但其不良反应和抗药性、耐药性等也毋庸忽视；而中医祛邪法则有方法多样、手段灵活、不良反应少、不易产生抗药性和耐药性等优点，但作用较缓等是其不足之处。可见两者各有特色，各有长短，其互补性是客观存在的。特别是近年来辨证与辨病结合积累了较丰富的经验，为中医祛邪法的合理应用以及与西医病原疗法的有机结合，创造了有利的条件，并取得了较大的成绩，这是不可否认的事实。

综上所述，重视中医祛邪法的特色，尤其是放邪出路的思路和方法，并与西医病原疗法做深入的比较研究，取长补短，有机结合，必将大大提高感染性疾病的临床疗效，前景是十分广阔的。

四、名家论述选释

【原文】

其未满三日者，可汗而已；其满三日者，可泄而已。（《素问·热论》）

【阐释】

张介宾注：凡传经络之邪，未满三日者，其邪在表，故可以汗已。满三日者，其邪传里，故可以下已。然此言表里之大体耳。此句言热病治疗的一般原则。未满三日，即病犹在三阳之表，可以用发汗解表法；已满三日，即邪已入三阴之里，可以用泄越里热法，总以放邪出路，使邪去正安。其中“三日”之意值得推敲，王冰曰：“此言表里之大体也。”“汗”“泄”两法的运用，应视病情而定。张志聪曰：“此言六气相传，表里阴阳之大概耳。然伤寒病有传者，有不传者，有八九日仍在表阳而当汗者。有二三日邪中于里阴而急当下者，此又不在阴阳六气之常法也。”可供参考。

【原文】

其高者，因而越之；其下者，引而竭之；中满者，泻之于内。其有邪者，渍形以为汗；其在皮者，汗而发之。(《素问·阴阳应象大论》)

【阐释】

此言指不同部位的病证，其治疗方法也各不相同，具体而言指的是放邪出路的路径有异。“高”“下”指病位言，“高”即病位较高，一般认为邪在胸膈以上，“下”即病变部位在下部，多指邪在腹腔。“越之”“竭之”指治法，一般多认为“越之”指涌吐法，张景岳解释“越者，发越也，谓升散之，涌吐之，可以治其表里证”；“竭”有祛除之意，张景岳解释“竭，祛除也。谓荡涤之，疏利之，可以治其下之前后也”，即用荡涤疏利的方法祛邪，如承气汤之泻下，五苓散之利水之类等。病在中焦而胀满者，用消导的方法将实邪消散。肌表有邪者，用热水浴取汗，以汗法发散邪气。这也是典型的“正治法”，即采用因势利导的方药进行治疗的常用治疗法则，适用于病变本质和现象一致的疾病。

【原文】

平治于权衡，去菀陈莝，微动四极，温衣，缪刺其处，以复其形。开鬼门，洁净府，精以时服，五阳已布，疏涤五脏，故精自生，形自盛，骨肉相保，巨气乃平。(《素问·汤液醪醴论》)

【阐释】

意欲使人体阴阳气血平衡，总的法则就是“去菀陈莝”，即根据疾病的部位性质制定出祛邪之方法。《素问·针解》曰：“菀陈则除之者，出恶血也。”后人对“去菀陈莝”进一步解释：积者谓之菀，久者谓之陈，腐者谓之莝，“去菀陈莝”即祛除淤积日久的水液代谢废物。具体到去除的方法上，鬼门不通，当开鬼门（毛孔），六腑不洁，当洁净腑（膀胱），更有通过重剂逐水祛瘀药来祛除积滞。通过发汗、利小便等放邪外出的方法，能使五脏精气内藏，阳气输布，五脏疏涤，正气得复，精生形盛，骨肉相保，内外和，形气调，病乃愈。

《内经》提出热病治疗的基本原则为给邪以出路，可用汗法解表，也可用泄法清里。此外，针对疾病部位的不同，《内经》还提出在上者可用“越”法（涌吐法），在下者可用“竭”法（泻下法、利水法），中满者可用消导泻邪法，在肌表者可用汗法发散外邪。“开鬼门、洁净府、去菀陈莝”则是对发汗、利小便、除实积之形象比喻。总言之欲形气调和，阴阳平衡，需以各种放邪出路之法，使得邪去正复，脏明腑清。

【原文】

夫病之一物，非人身素有之也。或自外而入，或由内而生，皆邪气也。邪气加诸身，速攻之可也。（《儒门事亲·汗下吐三法该尽治病诠》）

【阐释】

张子和强调人体疾病的发生，或从外来，或从内生，都是邪气引发。既是邪气，应该即速采用攻法祛邪，而不应使邪气停留，这是张子和根据自己的发病观提出的祛邪治病法。同时放邪外出也是保护正气的重要手段，邪气存在体内会干扰消耗人体正气，导致更易致病，因此张子和强调“速攻之”。

【原文】

夫邪之中人，轻则传久而自尽，颇甚则传久而难已，更甚则暴死。若先论固其元气，以补剂补之，真气未胜，而邪已交驰横骛而不可制矣。惟脉脱、下虚、无邪、无积之人，始可议补。其余有邪积之人而议补者，皆鲧湮洪水之徒也。今予论吐、汗、下三法，先论攻其邪，邪去而元气自复也。况予所论之法，谙练日久，至精至熟，有得无失，所以敢为来者言也。

（《儒门事亲·汗下吐三法该尽治病诠》）

【阐释】

张子和首先阐述了邪气在人体内传变的影响，根据邪气轻、颇甚、更甚的程度对人的影响也各不相同，因此不可轻视病邪。接着张子和进一步对祛邪和扶正补虚的关系进行了阐释，他认为有邪积之人不可轻易议补，唯可以祛邪法使邪有出路而去，而正气自复。而只有对于正气虚极而无邪积之重症，才可先议补，而不可徒补、滥补。

【原文】

天之六气，风、暑、火、湿、燥、寒。地之六气，雾、露、雨、雹、冰、泥。人之六味，酸、苦、甘、辛、咸、淡。故天邪发病，多在乎上，地邪发病，多在乎下，人邪发病，多在乎中。此为发病之三也，处之者三，出之者亦三也。诸风寒之邪，结搏皮肤之间，藏于经络之内，留而不去，或发疼痛走注，麻痹不仁及四肢肿痒拘挛，可汗而出之。风痰宿食，在膈或上脘，可涌而出之。寒湿固冷，热客下焦，在下之病，可泄而出之。《内经》散论诸病，非一状也；流言治法，非一阶也。《至真要大论》等数篇言运气所生诸病，各断以酸苦甘辛咸淡以总括之。其言补，时见一二；然其补非今之所谓补也，文具于补论条下，如辛补肝，咸补心，甘补肾，酸补脾，苦补肺。若此之补，乃所以发腠理，致津液，通血气。至其统论诸药，则曰：辛甘淡三味为阳，酸苦咸三味为阴。辛甘发散，淡渗泄，酸苦咸涌泄。发散者归于汗，涌者归于吐，泄者归于下。渗为解表，归于汗，泄为利小溲，归于下。殊不言补，乃知圣人止有三法，无第四法也。(《儒门事亲·汗下吐三法该尽治病诠》)

【阐释】

对于放邪出路的具体方法，张子和也有经典的论述，即“处之者三，出之者亦三也”，即“发腠理，致津液，通血气”的汗、吐、下三法，即通过给邪以出路之法，使得邪气通过汗、吐、溲、下等途径排出人体，从而达到人体邪去正安、阴平阳秘、气血调和的状态。在临床具体运用时，张子和还指明药味可参“辛甘发散为汗，淡渗泄为下，酸苦咸涌泄为吐”，颇为简要实用。

【原文】

今之医者，不得予之法，皆仰面傲笑曰：“吐者，瓜蒂而已矣；汗者，麻黄、升麻而已矣；下者，巴豆、牵牛、朴硝、大黄、甘遂、芫花而已矣。”既不得其术，从而诬之，予固难与之苦辩，故作此诠。所谓三法可以兼众法者，如引涎、漉涎、嚏气、追泪，凡上行者，皆吐法也；炙、蒸、熏、渫、洗、熨、烙、针刺、砭射、导引、按摩，凡解表者，皆汗法也；催生下乳、磨积逐水、破经泄气，凡下行者，皆下法也。以余之法，所以该众法也。然予亦未尝以此三法，遂弃众法，各相其病之所宜而用之。以十分率之，此三法居其八九，而众所当才一二也。或言《内经》多论针而少论药者，盖圣人欲明经络。岂知针之理，即所谓药之理。即今著吐汗下三篇，各条药之轻重寒温于左。仍于三法之外，别著《原补》一篇，使不预三法。恐后之医者泥于补，故置之三篇之末，使用药者知吐中有汗，下中有补，止有三法。《内经》曰：知其要者，一言而终。是之谓也。(《儒门事亲·汗下吐三法该尽治病诠》)

【阐释】

张子和认为当时医者对于祛邪法的理解较为狭隘，故对汗吐下的祛邪三法的内涵做了进一步诠释。他认为“三法可以兼众法”，凡上行的嚏、泪、涎等均可归为吐法；炙、蒸、熏、针刺、导引、按摩等各种使人发汗的均可归为汗法；下行的催生下乳、磨积逐水、破经泄气等均可归为下法。此说大大扩充了祛邪具体方法的范畴，使放邪出路有更多的“路”可选。张子和还强调运用祛邪法可与补法共用，不可拘泥于三法，为张氏临床灵活运用的体现。《儒门事亲·汗下吐三法该尽治病诠》篇概述了张子和祛邪所以扶正的学术观点，他认为“汗吐下”三法包含了祛邪各法，可灵活运用于治疗各种疾病。此篇是张氏学术思想的集中体现，历代医家对此也多有见解。

孙台石《简明医彀》：张子和治病，不离汗、吐、下三法。本疗暴病，而久病亦可用以奏捷。暴病者，如伤寒冒邪者汗之，及大头瘟，头面肿胀，并热为寒包，喘急难眠。诸风湿证，一汗可安。痈毒初起，经曰汗之则疮已，此皆邪随汗解也。如食积痰滞者吐之。及喉风乳蛾，而头面颈项大肿，点水不入，音声不出，命悬须臾，慎勿刺破，破者立毙。惟一吐则肿消索食，并乾霍乱，绞肠痧类，皆赖吐全。如里邪实热者下之，及头面周身，火热炽盛，皆可下之，痢疾腹痛等证，下之即畅。经曰：痛随利减，胀以利宽，是也。久病者，如风寒久伏肌髓，微热恶风，或累月痎疟，诸寒湿肿胀，皆可汗之。年远厉风，大汗驱之。如积月关格，或小便癃闭等患，或伏痰滞气，时痛时胀，恹恹数年，不能发越，百药无功，一吐可愈。如痢疾始初失下，大痛口渴，肛门肿闭，小便不通，粒米不进，气息机微，一下霍然。至于气结痰凝，蓄血留积，必以攻下，推陈致新是也。可见此三法之妙，毋论暴病，即久病亦甚神，又毋论少壮，即衰老亦多奏功，今人能以此治暴病，而不敢用诸久病，又并遇暴病，而谬虑虚弱，疑畏不用，以致病邪深入，渐不可救。虽然病属有余，极至困笃，用可立起，病属不足，亦难行之，最宜详审。

翟玉华《医学启蒙汇编》：吐下汗三法，张子和用之，取效甚捷。但施于壮健之人则可，若虚弱者，则不可轻用也。虽不可轻用，然攻病之法，亦不出此。其升之举之提之，皆吐之意也；其降之抑之行之，皆下之意也；其清之散之疏之，皆汗之意也。至于当补者，又非专主于增补收摄。凡调之养之温之，皆补也。去其所害，而气血自生，借攻为补，亦是一法。学者不可不知。

何西池《医碥》：子和治病，不论何证，皆以汗、吐、下三法取效，此有至理存焉。盖万病非热则寒。寒者，气不运而滞；热者，气亦壅而不运。气不运则热郁痰生，血停食积，种种阻塞于中矣。人身气血，贵通而不贵塞，非三法何由通乎？又去邪即所以补正，邪去则正复，但以平淡之饮食调之，不数日而精神勃发矣。故妇人不孕者，此法行后即孕，阳道和畅也，男子亦阳道骤发，非其明验乎！丹溪倒仓法，实于此得悟。后人不明其理，而不敢用，但以温补为稳，杀人如麻，可叹也。

丹波元坚《皇汉医学精华书系·药治通义》：戴人之议补，虽或时势所然，要是一偏之见，殊失古圣之意，然其用三法，变化自在。所谓如身之使臂，臂之使手者，信觉不虚诬。其所论说，辨核精诣。闯仲景之堂奥，学者弃其瑕而取其瑜，庶为得矣。

【原文】

诸窍乃人身之户牖也。邪自窍而入，未有不由窍而出。经曰：未入于腑者，可汗而已，已入于腑者，可下而已。麻徵君复增汗、吐、下三法，总是导邪从门户而出，可为治之大纲，舍此皆治标云尔。（《温疫论·标本》）

【阐释】

瘟疫学鼻祖吴又可创戾气学说，他提出传染病的病因是一种被称为“戾气”的致病物质，传染途径是从口鼻而入。此外他还揭示了放邪出路治法的基本原理，又强调其在消除致病因子（病原）上的重要地位，以及导邪从门户而出是治本治法。具体的治疗上对瘟疫初起邪伏膜原之证，吴氏创制达原饮，旨在宣透盘踞于膜原之邪，使之尽快得以溃散。更值得一提的是吴氏治疫很推崇攻下之法，主张“急证急攻”“勿拘于下不厌迟之说”，并明确指出攻下法“本为逐邪而设，非专为结粪而设”(《注意逐邪勿拘结粪》)，告诫医者“凡下不以数计，有是证则投是药”(《因证数攻》)，切勿中道生疑，不敢再用，以致留邪生变。在上述学术思想主导下，吴氏在祛邪法的应用上，不赞成用黄连一类苦寒药物，认为其药性“守而不走”，尝谓：“若以黄连解毒汤、黄连泻心汤，纯乎寒凉，专务清热，既无汗、吐、下之能，焉能使邪从窍而出，是妄其本，徒治其标，何异于小儿捕影。”与此相反，他对大黄之类攻下药物则推崇备至，认为其药性“走而不守”，如前文所引：“得大承气一行，所谓一窍通，诸窍皆通，大关通而百关尽通也。向之所郁于肠胃之邪，由此而下，肠胃既舒，在膜原设有所传不尽之余邪，方能到胃，乘势而下也。譬若河道阻塞，前舟既行，余舟连尾而下矣。至是邪结并去，胀满顿除，皆借大黄之力。”(《妄投破气药论》)逼真的记述，形象的比喻，如绘地说明了下法的作用，主要是在于开通人身窍道，使邪气有径可泄。下法如是，汗法、吐法莫不皆然。吴氏此等见解，堪称匠心独运，别开生面。我们姑且不论其观点是否有失偏颇，但无疑给现代临床治疗急性传染病的处方用药提供了不少有益的思路，启发良多，值得再三玩味，不可草率读过。

【原文】

先考汗症，逐一备晰。头项强痛而身热不解恶寒拘急，而腰背不适。或目痛鼻干而呻吟不眠；或胁痛耳聋而呕咳寒热。必喜明而声亮，恒唇红而颊赤，气息盛而往来流利，身好动而轻快便捷；或有汗而无汗；或脉浮而紧疾。此等脉症，汗之则得。若夫无表症而脉弱，虽恶寒而脉沉，尺脉迟兮而或咽中闭塞，动气见兮而或厥汗虚淋。或太少并病，以致项强眩痞；或疮家血症，而见身热头疼。此等脉症，汗法难行。次详吐法，可否宣明。病在膈上而或结滞懊憹，吐之则愈；脉虚厥逆厕或膈寒干呕，吐之转深。末详下症，逐一宣明。汗后不解而邪传胃腑，潮热恶热而脉实神昏，谵语多汗而或躁烦痞满，股肱常汗而或下后腹硬，腹时痛而自利，便自赤而且频；或脐腹环痛而手不可按；或结胸脉沉而渴欲引饮；或膀胱蓄血，以致腹结如狂，而小水不利；或少阴热结.致心痛口干，而利下色青；或为斑黄谵厥；或为卷舌缩阴；或唇肿而发黄；或喜忘而屎黑。凡此诸症，下之即平。倘表未罢，而或胀可按减；或咽中闭，而兼面赤便清；或动气而脉弱；或倦怯而久虚；或腹常痛而利下清谷；或腹膜胀而气满假硬；或身凉踡卧而肢厥声微，或面喜温而吐沫舌润。脉症有此，下法莫行。伤寒立此三法，贵在体认精通。(《医级·汗吐下赋》)

【阐释】

汗、吐、下三法为祛邪外出的常用之法，但在应用时也需十分注意其适应证。董西园在《汗吐下赋》篇中详细阐发了三法的适应证和禁忌证，对其中的脉症描述得尤为细致，并在最后强调“伤寒立此三法，贵在体认精通”，其中的“体认”一般认为是辨证，临床应用时可供参考。

【原文】

若暑湿热疫秽恶诸邪，皆由口鼻吸入，直伤气分，而渐入营分，亟宜清凉疏瀹，俾气展浊行，邪得下走，始有生机。不但辛温甘腻，一概忌投，即热汤、酒醴、澡浴皆能助热焰之披猖，不可不严申厉禁也。(《随息居重订霍乱论·纪律》)

【阐释】

王孟英明确了暑湿热疫秽恶诸邪侵犯人体，在体内传变的过程，并提出治则为放邪外出，始有生机，而不可投甘腻滋补之品。针对邪毒的特性，王氏尤其强调“宜清凉疏瀹，俾气展浊行，邪得下走”，而禁用热汤澡浴等汗法或辛温之品，以防助热生变。由此可见，在放邪外出总的治则下，具体的治法治方还需根据具体病邪特点来选择，而不可不辨证而蛮用，以致病邪入里生变。

【原文】

风、寒、暑、湿之气，入于皮肤之间而未深，欲速去之，莫如发汗。圣人之《刺热·五十九刺》，为无药而设也，皆所以开玄府而逐邪气，与汗同。然不若以药发之，使一毛一窍，无不启发之为速也。然发汗亦有数种，世俗止知惟温热者为汗药，岂知寒凉亦能汗也，亦有熏渍而为汗者，亦有导引而为汗者。如桂枝汤、桂枝麻黄各半汤、五积散、败毒散，皆发汗甚热之药也；如升麻汤、葛根汤、解肌汤、逼毒散，皆辛温之药也；如大柴胡汤、小柴胡汤、柴胡饮子，苦寒之药也；如通圣散、双解散、当归散子，皆辛凉之药也，故外热内寒宜辛温，外寒内热宜辛凉。平准所谓导引而汗者，华元化之虎、鹿、熊、猴、鸟五禽之戏，使汗出如敷粉，百疾皆愈。所谓熏渍而汗者，如张苗治陈廪丘，烧地布桃叶蒸之，大汗立愈。又如许胤宗治许太后感风不能言，作防风汤数斛，置于床下，气如烟雾，如其言，遂愈能言。此皆前人用之有验者。(《儒门事亲·凡在表者皆可汗式》)

【阐释】

张子和在此篇进一步指出“开玄府而逐邪气，与汗同”，即能够打开玄府，驱逐邪气的方法均可等同于汗法，并对其具体方法做了详细阐释，除常用的发汗剂，如桂枝汤、桂枝麻黄各半汤、五积散、葛根汤、通圣散等外，还有针刺、导引术、熏蒸等诸多方法均可取汗而祛邪外出，从而达到治病的效果。

【原文】

汗者，散也。经云：邪在皮毛者，汗而发之是也。又云：体若燔炭，汗出而散是也。然有当汗不汗误人者；有不当汗而汗误人者；有当汗不可汗，而妄汗之误人者；有当汗不可汗，而又不可以不汗，汗之不得其道以误人者；有当汗而汗之不中其经，不辨其药，知发而不知敛以误人者。是不可以不审也。何则？风寒初客于人也，头痛发热而恶寒，鼻塞声重而体痛，此皮毛受病，法当汗之，若失时不汗，或汗不如法，以致腠理闭塞，荣卫不通，病邪深入，流传经络者有之，此当汗亦有头痛发热与伤寒同，而其人倦怠无力，鼻不塞，声不重，脉来虚弱，此内伤元气不足之证；又有劳心好色，真阴亏损，内热，晡热，脉细数而无力者；又有伤食病，胸膈满闷吞酸嗳腐，日晡潮热，气口脉紧者；又有寒痰厥逆，湿淫香港脚，内痈、外痈，瘀血凝积，以及风温、湿温，中暑自汗诸症，皆有寒热，与外感风寒似同而实异，若误汗之，变症百出矣，所谓不当汗而汗者此也。若夫症在外感应汗之例，而其人脐之左右上下或有动气，则不可以汗。经云：动气在右，不可发汗，汗则衄而渴、心烦、饮水即吐。动气在左，不可发汗，汗则头眩、汗不止、筋惕肉瞤。动气在上，不可发汗，汗则气上冲，正在心中。动气在下，不可发汗，汗则无汗、心大烦、骨节疼、目运、食入则吐、舌不得前。又脉沉咽燥，病已入里，汗之则津液越出，大便难而谵语。又少阴证，但厥无汗，而强发之，则动血，未知从何道出，或从耳目或从口鼻出者，此为下厥上竭，为难治。又少阴中寒，不可发汗，汗则厥逆蜷卧，不能自温也。又寸脉弱者，不可发汗，汗则亡阳。尺脉弱者，不可发汗，汗则亡阴也。又诸亡血家不可汗，汗则直视、额上陷。淋家不可汗，汗则便血。疮家不可汗，汗则痉。又伤寒病在少阳，不可汗，汗则谵妄。又坏病、虚人，及女人经水适来者，皆不可汗，若妄汗之，变症百出矣。所谓当汗不可汗，而妄汗误人者此也。(《医学心悟·论汗法》)

【阐释】

程钟龄在《医学心悟》中提出治病八法，“论病之原，以内伤外感四字括之，论病之情则以寒、热、虚、实、表、里、阴、阳八字统之。而论病之方则以汗、和、下、消、吐、清、温、补八法尽之”，并对八法的基本概念、适用范围、代表方剂及使用禁忌等详细阐述。程氏将汗法列在八法之首，“汗者，散也，邪在皮毛者，汗而发之”，并对其中的“当汗不汗”“不当汗而汗”“当汗而妄汗”“当汗不可汗而又不可以不汗”“汗之不得其法以误人”等使用汗法时需要特别注意的各种不同情形详加论述，这是程氏在前人基础上阐发自己的临床体会，可称为“汗法大旨”，对运用汗法以放邪出路很有指导作用。

【原文】

夫吐者，人之所畏。且顺而下之，尚犹不乐，况逆而上之，不说者多矣。然自胸以上，大满大实，痰如胶粥，微丸微散，皆儿戏也，非吐病安能出？仲景之言曰：大法春宜吐。盖春时阳气在上，人气与邪气亦在上，故宜吐也。涌吐之药，或丸或散，中病则止，不必尽剂，过则伤人。然则四时有急吐者，不必直待春时也。但仲景言其大法耳。今人不得此法，遂废而不行。试以名方所记者略数之：如仲景《伤寒论》中，以葱根白豆豉汤，以吐头痛；栀子浓朴汤，以吐懊；瓜蒂散，以吐伤寒六七日，因下后腹满无汗而喘者。如此三方，岂有杀人者乎？何今议予好涌者多也？又如孙氏《千金方》风论中数方，往往皆效。近代《本事方》中，稀涎散，吐膈实中满、痰厥失音、牙关紧闭、如丧神守。《万全方》以郁金散吐头痛、眩运、头风、恶心、沐浴风。近代《普济方》以吐风散、追风散，吐口噤不开、不省人事；以皂角散吐涎潮。《总录》方中，以常山散吐疟。孙尚方以三圣散吐发狂，神验方吐舌不正。《补亡篇》以远志去心，春分前服之，预吐瘟疫。此皆前人所用之药也，皆有效者，何今之议予好涌者多也？惟

《养生必用方》言：如吐其涎，令人跛躄。《校正方》已引风门中碧霞丹为证，予不须辨也。但《内经》明言：高者越之，然《名医录》中，惟见太仓公、华元化、徐文伯能明律用之，自余无闻，乃知此法废之久矣。今予骤用于千载寂寥之后，宜其惊且骇也。惜乎黄帝、岐伯之书，伊挚、仲景之论，弃为闲物，纵有用者，指为山野无韵之人，岂不谬哉？予之用此吐法，非偶然也。曾见病之在上者，诸医尽其技而不效。余反思之，投以涌剂，少少用之，颇获征应。既久，乃广访多求，渐臻精妙，过则能止，少则能加。一吐之中，变态无穷，屡用屡验，以至不疑。故凡可吐，令条达者，非徒木郁然。凡在上者，皆宜吐之。且仲景之论，胸上诸实郁，而痛不能愈，使人按之，及有涎唾，下痢十余行，其脉沉迟，寸口脉微滑者，此可吐之，吐之则止。仲景所谓胸上诸实，按之及有涎唾者，皆邪气在上也。《内经》曰：下痢，脉迟而滑者，内实也；寸口脉微滑者，上实也。皆可吐之。王冰曰：上盛不已，吐而夺之。仲景曰：宿食在上脘，当吐之。又如宿饮酒积在上脘者，亦当吐之。在中脘者，当下而去之。仲景曰：病患手足厥冷，两手脉乍结，以客气在胸中，心下满而烦，欲食不能食者，知病在胸中，当吐之。余尝用吐方，皆是仲景方，用瓜蒂散，吐伤寒头痛；用葱根白豆豉汤，以吐杂病头痛；或单瓜蒂名独圣，加茶末少许，以吐痰饮食；加全蝎梢，以吐两胁肋刺痛、濯濯水声者。《内经》所谓"湿在上，以苦吐之"者，其是谓欤！（《儒门事亲·凡在上者皆可吐式》）

【阐释】

张子和根据《内经》"高者越之"治则，提出凡病变在胸膈或上脘，无论痰涎、瘀血、水饮、宿食、酒积以及其他邪气，皆可因势利导，以涌而越之，使用吐法以祛邪外出，治疗疾病。他针对当时对此法不甚重视的现象，对历代应用吐法的适应证、治方等进行整理，并对自己使用吐法的临证经验进行介绍，其治方以瓜蒂散、葱根白豆豉汤最为多见，其常用涌吐药物有豆豉、瓜蒂、郁金、常山、藜芦、参芦头、蝎梢等36味，其中常山、胆矾、瓜蒂有小毒，藜芦、芫花、轻粉、乌附尖有大毒，其他皆无毒性，可“各对证擢而用之”。根据张氏的经验，凡用瓜蒂及诸草木类药物引起呕吐不止的，宜煎麝香汤解之；用藜芦而引起呕吐不止的，则以葱白汤解之；用矿石类药物引起呕吐不止的，当以甘草、贯众解之。

【原文】

吐者，治上焦也。胸次之间，咽喉之地，或有痰、食、痈脓，法当吐之。经曰：其高者因而越之是已。然有当吐不吐误人者，有不当吐而吐以误人者，有当吐不可吐而妄吐之以误人者，亦有当吐不可吐而又不可以不吐，吐之不得其法以误人者，是不可不辨也。即如缠喉、锁喉诸症，皆风痰郁火壅塞其间，不急吐之，则胀闭难忍矣。又或食停胸膈消化弗及，无由转输，胀满疼痛者，必须吐之，否则胸高满闷，变症莫测矣。又有停痰蓄饮阻塞清道，日久生变，或妨碍饮食，或头眩心悸，或吞酸嗳腐，手足麻痹，种种不齐，宜用吐法导祛其痰，诸症如失。又有胃脘痈，呕吐脓血者，经云：呕家有脓，不须治呕，脓尽自愈。凡此皆当吐而吐者也。然亦有不当吐而吐者何也？如少阳中风，胸满而烦，此邪气而非有物，不可吐，吐则惊悸也。又少阴病，始得之，手足厥冷，饮食入口则吐，此膈上有寒饮，不可吐也。病在太阳不可吐，吐之则不能食，反生内烦。虽曰吐中有散，然邪气不除，已为小逆也。此不当吐而吐者也。然又有当吐不可吐者何也？盖凡病用吐，必察其病之虚实；因人取吐，先察其人之性情，不可误也。夫病在上焦可吐之症，而其人病势危笃，或老弱气衰者，或体质素虚，脉息微弱者，妇人新产者，自吐不止者，诸亡血者，有动气者，四肢厥冷，冷汗自出者，皆不可吐，吐之则为逆候，此因其虚而禁吐也。若夫病久之人，宿积已深，一行吐法，心火自降，相火必强，设犯房劳，转生虚症，反难救药。更须戒怒凝神，调息静养，越三旬而出户，方为合法。若其人性气刚暴，好怒喜淫，不守禁忌，将何恃以无恐？此又因性情而禁

吐也，所谓当吐不可吐者此也。(《医学心悟·论吐法》)

【阐释】

程钟龄在《论吐法》篇中首先明确其适应证为“吐者，治上焦也。胸次之间，咽喉之地，或有痰、食、痈脓，法当吐之”，并对其中的“当吐不吐”“不当吐而吐”“不可吐吐之”“当吐不可吐”等临证使用此法的注意事项及禁忌逐一介绍，“因虚禁吐”以及“因性情禁吐”概括精要，临床使用吐法还需注意“涌吐之药，或丸或散，中病即止，不可尽剂，过则伤人”（张子和语），此外吐后不可贪食过饱及难以消化的食物，并禁情志刺激和房劳。

【原文】

下之攻病，人亦所恶闻也。然积聚陈于中，留结寒热于内，留之则是耶？逐之则是耶？《内经》一书，惟以气血通流为贵。世俗庸工，惟以闭塞为贵。又止知下之为泻，又岂知《内经》之所谓下者，乃所谓补也。陈去而肠胃洁，癥尽而荣卫昌。不补之中，有真补者存焉。然俗不信下之为补者，盖庸工妄投下药，当寒反热，当热反寒，未见微功，转成大害，使聪明之士，亦复不信者此也。所以谓寒药下者，调胃承气汤，泄热之上药也；大、小、桃仁承气，次也；陷胸汤，又其次也；大柴胡，又其次也。以凉药下者，八正散，泄热兼利小溲；洗心散，抽热兼治头目；黄连解毒散，治内外上下蓄热而不泄者；四物汤，凉血而行经者也；神芎丸，解上下蓄热而泄者也。以温药而下者，无忧散，下诸积之上药也；十枣汤，下诸水之上药也。以热药下者，煮黄丸、缠金丸之类也，急则用汤，缓则用丸，或以汤送丸，量病之微甚，中病即止，不必尽剂，过而生愆。(《儒门事亲·凡在下者皆可下式》)

【阐释】

张从正指出“凡下行者，皆下法也”，除用药物泻下通便之外，他如催生、下乳、磨积、逐水、破经、泄气等具下行作用的方法，均属下法。张子和认为通过下法可以涤荡积聚，使气血流通而荣卫昌盛。根据邪实的不同，如积、痰结、血瘀等各种性质的邪实，将常用攻下方剂分为如下五类：即寒药攻下方有大承气汤、小承气汤、调胃承气汤、桃仁承气汤、陷胸汤、大柴胡汤；凉药攻下方有“八正散泄热兼利小溲、洗心散抽热兼治头目、黄连解毒散治内外上下畜热而不泄者、四物汤凉血而行经者也、神芎丸解上下蓄热而泄者也”；温药攻下方有“无忧散下诸积之上药也、十枣汤下诸水之上药也”；热药攻下方有煮黄丸、缠金丸。在使用注意上和吐法一样强调“中病即止，不必尽剂”，以防过用伤害人体正气。

【原文】

下者，攻也，攻其邪也。病在表，则汗之；在半表半里，则和之；病在里，则下之而已。然有当下不下误人者，有不当下而下误人者。有当下不可下，而妄下之误人者，有当下不可下，而又不可以不下，下之不得其法以误人者。有当下而下之不知浅深，不分便溺与蓄血，不论汤丸以误人者。又杂症中，不别寒热、积滞、痰、水、虫、血、痈脓以误人者，是不可不察也。何谓当下不下？仲景云：少阴病，得之二三日，口燥咽干者，急下之。少阴病，六七日腹满不大便者，急下之。下利，脉滑数，不欲食，按之心下硬者，有宿食也，急下之。阳明病，谵语，不能食，胃中有燥屎也，可下之。阳明病，发热汗多者，急下之。少阴病，下利清水，色纯青，心下必痛，口干燥者，急下之。伤寒六七日，目中不了了，睛不和，无表证，大便难者，急下之。此皆在当下之例，若失时不下，则津液枯竭，身如槁木，势难挽回。然又有不当下而下者何也？如伤寒表证未罢，病在阳也，下之则成结胸。病邪虽已入里而散漫于三阴经络之间，尚未结实，若遽下之，亦成痞气。况有阴结之症，大便反硬，得温则行，如开冰解冻之象；又杂症中，有高年血燥不行者，有新产血枯不行者，有病后亡津液者，有亡血者，有日久不更衣，腹无所苦，别无他症者，若误下之，变症蜂起矣。所谓不当下而下者此也……东垣治伤食证腹痛、便闭、拒按者，因于冷食，用见晛丸；因于热食，用三黄枳术丸。若冷热互伤，则以二丸酌其所食之多寡而互用之，应手取效。又实热老痰，滚痰丸；水肿实证，神佑丸；虫积，剪红丸；血积，花蕊丹、失笑丸；肠痈，牡丹皮散，随症立方，各有攸宜。此杂近世庸家，不讲于法，每视下药为畏途，病者亦视下药为砒鸩，致令热症垂危，袖手旁观，委之天数，大可悲耳。昔张子和《儒门事亲》三法，即以下法为补，谓下去其邪而正气自复，谷、肉、果、菜，无往而非补养之物。虽其说未合时宜，而于治病攻邪之法正未可缺，吾愿学人仰而思之，平心而察之，得其要领，以施救济之方，将以跻斯民于寿域不难矣。(《医学心悟·论下法》)

【阐释】

程钟龄在《论下法》篇中指出下法适合“病在里”之证，此也为下法的辨证要点，并对“当下不下”“不当下而下”“当下不可下”“当下而妄下”“当下不可下而又不可以不下”“下之不得其法”“下之不知深浅”等各种下法应用时的不当情况逐一阐明。并对李东垣应用下法治疗冷食、热食、实热老痰、水肿、虫积、血积、肠痈等疾病的方剂进行总结。程氏在十分肯定下法的同时对张子和“下法为补”的观点持保留意见，这种传承中有发扬和思辨的治学态度值得我们学习。

【原文】

吴又可谓黄连性寒不泄，只能制热，不能泄实，若内有实邪，必资大黄以泄之，否则畏大黄之峻，而徒以黄连清之，反将热邪遏住，内伏益深，攻治益难，此义甚精。凡治病，总宜使邪有出路，宜下出者，不泄之不得

下也；宜外出者，不散之不得外也。(《读书随笔·卷四·证治类·用药须使邪有出路》)

【阐释】

周学海专篇题名《用药须使邪有出路》，可见其对放邪外出治法的重视。他引用吴又可应用黄连和大黄两药之精义，阐发了制热和泻实的区别，若内有实邪，徒清热反使得热邪内遏，病势趋深，而不如用大黄泻之使得下。周氏最后总结的“凡治病总宜使邪有出路，宜下出者，不泄之不得下也。宜外出者，不散之不得外也”可为经典之语，值得细细品味。

中篇　临证撷菁

一、放邪出路主要方剂和特异疗法举例说明

（一）麻黄汤

【文献出处】

《伤寒论》

【原文摘录】

太阳病，头痛发热，身疼，腰痛，骨节疼痛，恶风，无汗而喘者，麻黄汤主之。

麻黄三两，去节　桂枝二两，去皮　甘草一两，炙　苦杏仁七十个，去皮尖

上四味，以水九升，先煮麻黄，减二升，去上沫，内诸药，煮取二升半，去滓，温服八合，覆取微似汗，不须啜粥，余如桂枝法将息。

太阳与阳明合病，喘而胸满者，不可下，宜麻黄汤。

太阳病，十日以去，脉浮细而嗜卧者，外已解也。设胸满胁痛者，与小柴胡汤。脉但浮者，与麻黄汤。

太阳病，脉浮紧，无汗，发热，身疼痛，八九日不解，表证仍在，此当发其汗。服药已，微除，其人发烦目瞑。剧者必衄，衄乃解，所以然者，阳气重故也，麻黄汤主之。

脉浮者，病在表，可发汗，宜麻黄汤。

脉浮而数者，可发汗，宜麻黄汤。

伤寒脉浮紧，不发汗，因致衄者，麻黄汤主之。

脉但浮，无余证者，与麻黄汤。

阳明病，脉浮无汗而喘者，发汗则愈，宜麻黄汤。

【按语】

汗法，是开泄腠理、促邪外出、解除表证的治疗方法。早在《内经》中即有对汗法的论述，《素问·生气通天论》云："体若燔炭，汗出而散。"《素问·阴阳应象大论》云："其有邪者，渍形以为汗；其在皮者，汗而发之。"麻黄汤为"汗法"的代表方之一，出自《伤寒论》。方中麻黄善开腠发汗，祛在表之风寒；宣肺平喘，开闭郁之肺气，故本方用以为君。伍桂枝为臣，解肌发表，温通经脉，既助麻黄解表，使发汗之力倍增，又畅行营阴，使疼痛得解。杏仁降利肺气，与麻黄一宣一降，加强宣肺平喘之功。炙甘草既能调和麻、杏之宣降，又能缓和麻、桂相合之峻烈，使汗出不致过猛而耗伤正气，是使药而兼佐药之用。四药配伍，表寒得散，营卫得通，肺气得宣，则诸症可愈。本方系仲景为太阳伤寒表实证所立，但非单外感风寒可用，凡有气机郁遏、需得外达之证，均可应用。后世师其方意，拓展了本方的临床应用范围，举隅如下：

1. 流行性感冒

王氏报道国医大师张志远运用麻黄汤加茵陈蒿治疗流行性感冒。主症：骨楚，身热，无汗，舌红，脉象弦紧。中医诊断：风寒感冒。处方：麻黄、桂枝各 12g，杏仁 10g，甘草 6g，茵陈蒿 45g。连饮 2 剂，体温下降，病状全解。王淞，潘琳琳，朱俊楠，等．国医大师张志远运用麻黄汤加减的经验［J］．中华中医药杂志，2020，35（04）：1801—1803.

2. 支气管炎

刘氏报道用麻黄汤加减治疗风寒闭肺型急性喘息性支气管炎。处方：细辛 6g，炙麻黄 9g，紫菀 9g，法半夏 9g，射干 9g，白芍 9g，五味子 9g，炙甘草 6g；缓解期患者使用白术 12g，党参 20g，陈皮 9g，黄芪 20g，防风 12g，炙甘草 6g，半夏 9g，五味子 9g 或黄芩 10g，半夏 12g，黄连 6g，党参 15g，干姜 8g，大枣 10g。研究组临床疗效优于对照组，喘鸣音、咳嗽、喘憋、湿啰音消失时间短于对照组，不良反应发生率低于对照组，表明麻黄汤加减治疗风寒闭肺型急性喘息性支气管炎的临床疗效确切，可有效改善临床症状。刘继承.麻黄汤加减治疗风寒闭肺型急性喘息性支气管炎的临床疗效[J].临床合理用药杂志，2020，13（09）：120—121.

3. 咳嗽

王氏报道国医大师张志远运用麻黄汤加五味子治疗咳嗽。主症：频频咳嗽，口干气喘，额头出汗，体温稍高，无恶寒，舌淡红、苔薄白，脉浮，证属风寒。处方：麻黄 6g，杏仁 15g，桂枝 3g，甘草 10g，五味子（打碎）40g。服用一周后，咳嗽气喘获愈。王淞，潘琳琳，朱俊楠，等.国医大师张志远运用麻黄汤加减的经验[J].中华中医药杂志，2020，35（04）：1801—1803.

4. 泄泻

王氏报道国医大师张志远运用麻黄汤加猪苓、苍术、干姜治疗泄泻。主症：肠道蠕动剧烈，疼痛难忍，泻下大量未消化的食物，舌苔白厚，脉滑。处方：麻黄 10g，桂枝 10g，杏仁 6g，甘草 10g，苍术 10g，干姜 15g，猪苓 15g。服后微出小汗，三剂而愈。王淞，潘琳琳，朱俊楠，等.国医大师张志远运用麻黄汤加减的经验[J].中华中医药杂志，2020，35（04）：1801—1803.

5. 哮喘

袁氏报道使用麻黄汤加减治疗小儿咳嗽变异性哮喘。主症：咽痒、咳嗽、气急，异味、冷空气等外界刺激因素可诱发或加重，夜卧晨起加重，无痰、少痰干咳，发作呈反复性，苔薄白，脉浮或紧弦。处方：炙麻黄 6g，五味子 6g，生姜 5g，蝉蜕 5g，半夏 5g，款冬花 7g，紫菀 7g，干地龙 9g，细辛 3g。每日 1 剂，早晚口服，服用 3 个疗程，总有效率 82.98%。袁媛．麻黄汤治疗小儿咳嗽变异性哮喘随机平行对照研究［J］. 实用中医内科杂志，2013，27（11）：31—32.

（二）荆防败毒散

【文献出处】

《摄生众妙方》

【原文摘录】

治疮肿初起。

羌活　独活　柴胡　前胡　枳壳　茯苓　防风　荆芥　桔梗　川芎各一钱五分　甘草五分

上用水一盅半，煎至八分，温服。

【按语】

荆防败毒散为人参败毒散去人参、生姜、薄荷，加入荆芥、防风而成。人参败毒散初为瘟疫而设，喻昌《医门法律·三气门方》谓其“治伤寒瘟疫，风湿风眩，拘蜷风痰，头疼目眩，四肢痛，憎寒壮热，项强睛疼，及老人小儿皆可服。或瘴烟之地，或瘟疫时行，或人多风痰，或处卑湿脚弱，此药不可缺也”“三气门中，推此方为第一，以其功之著也”。本方以透散疏利见长，相较于人参败毒散透散之力更强，尤为适用于表证初起祛邪于外。本方妙在“败毒”二字，外散肌表郁闭之风毒，内除表里之湿邪，畅气机郁滞，消痰瘀血郁，实为辛散发越、疏利透邪之方。

荆防败毒散药性平和，无麻桂过温之弊，无引邪入里化热之虞，不拘风寒、风热，皆可应用。吴澄《不居集》言“荆防败毒散，治风热时行感冒”；王肯堂《证治准绳》言“治风热相搏，邪气在表，患疮疡之类寒热作痛者”；虞抟《医学正传·痘疹》言“温毒发斑，宜玄参升麻汤；重，用荆防败毒散”；张介宾《景岳全书》言“风寒外感，表邪不解而夹斑者，宜荆防败毒散”；郑玉坛《彤园医书》言“水痘发于脾肺二经，由湿热而成也……初起服荆防败毒散疏散风湿”；任赞《保赤新编》言“治风湿及肠风下血清鲜”。

本方辛平之性拓宽了防治疫病的适应病证和人群，广泛应用于呼吸、消化、皮肤多科的治疗，归纳例举如下：

1. 传染性疾患

（1）急性上呼吸道感染

邹氏采用随机单盲对照的方式观察荆防败毒散治疗急性上呼吸道感染的临床疗效。处方：荆芥 15g，防风 15g，羌活 15g，独活 15g，茯苓 15g，川芎 10g，柴胡 10g，前胡 10g，桔梗 10g，枳壳 10g，陈皮 10g，甘草 3g。随证加减：风热型加黄芩 15g，桑叶 15g，连翘 15g；风寒型加桂枝 15g，生姜 10g。每日 1 剂，水煎服。若体温＞38℃，酌情可每日服 1.5 ～ 2 剂，3 天为 1 个疗程。治疗组相较于对照组，总有效率及痊愈率高、退热时间明显缩短，且在发热、头痛头晕、咽干咽痛、咳嗽咳痰、周身酸痛、食欲下降等症状的改善方面优于对照组。邹胜 . 荆防败毒散治疗急性病毒性上呼吸道感染［J］. 山西中医，2010，26（03）：11—12.

（2）小儿流感

冯氏报道程燕教授以荆防败毒散为基础将其化裁为经验方治疗小儿流感。处方：荆芥 6g（后下），防风 6g，羌活 10g，紫苏叶 6g，桔梗 10g，白芷 10g，葛根 10g，柴胡 10g，青蒿 10g，浙贝母 10g，前胡 10g，焦六神曲 10g，拳参 10g。随证加减：咳嗽痰多，痰白著者加陈皮、杏仁、炒莱菔子；痰黄著者加竹茹、白茅根、白前；鼻塞、流涕著者加苍耳子、辛夷；四肢酸痛著者加桑枝、桂枝；腹胀、嗳腐吞酸，舌苔腻者加山楂、炒麦芽、鸡内金等；咽红咽痛者加玄参、牛蒡子。在缓解流感病毒所致的高热、畏寒、头痛、肌肉酸痛等方面起效迅速，疗效显著。冯倩云，程燕 . 程燕治疗小儿流感经验方及疗效评价［J］. 湖北中医药大学学报，2018，20（03）：115—117.

（3）流行性腮腺炎

王氏报道以荆防败毒散加减治疗流行性腮腺炎。处方：荆芥6g，防风6g，羌活6g，独活6g，柴胡6g，前胡6g，茯苓6g，川芎6g，炒枳壳6g，桔梗3g，生甘草3g。以卫分症状为主者，加葛根、赤芍；卫气同病者，加大青叶、板蓝根、升麻、赤芍；热入营血者，去羌、独活，加玄参、赤芍、大青叶、板蓝根、生地、丹皮、炒栀子、连翘；高热者加白僵蚕；便秘者加大黄。每日1剂，水煎2次，分3次，餐后1小时服。疗效良好，可缩短疗程，减少并发症。王桂云. 荆防败毒散加减治疗流行性腮腺炎120例临床观察［J］. 山西中医，2006，22（02）：22.

（4）甲型H1N1流感

窦氏运用荆防败毒散加减治疗甲型H1N1流感。初起恶寒、无汗、周身疼痛，苔白或白腻，脉浮或浮紧者，荆防败毒散加减；邪正交争，邪踞少阳而表现以恶寒与发热交替出现，胸闷、纳呆、恶心、咽痛、周身酸痛、苔白、脉弦者，荆防败毒散合小柴胡汤加减；寒邪从阳化热，发热逐渐加重，高热持续不退，或呕吐、腹泻、乏力、周身酸痛、咽痛、苔白腻、脉弦滑或滑数者，荆防败毒散合九味羌活汤加减；寒邪入里损伤阳气，见恶寒或畏寒、四肢厥冷，呕吐不渴，腹痛腹泻，苔白滑，脉弱，荆防败毒散合急救回阳汤加减。治疗后临床症状基本消失，甲型H1N1流感病毒核酸阴性。窦志强. 荆防败毒散加减治疗甲型H1N1流感8例［J］. 中医药信息，2011，28（01）：67—68.

（5）水痘

朱氏报道荆防败毒散加减治疗水痘38例。处方：荆芥12g，防风12g，羌活10g，独活10g，柴胡各10g，升麻6g，葛根12g，薄荷10g（后下），甘草3g。1天1剂，煎汁分2次服，疗程1～2周，总有效率97.4%。朱晓园，陈东平. 荆防败毒散加减治疗水痘38例疗效观察［J］. 浙江中西医结合杂志，2005，

15（04）：258—259.

2. 泄泻

朱氏报道荆防败毒散加减治疗寒湿侵肠、中阳不足所致泄泻，患者反复腹痛腹泻一年，日解稀便五六次，夹有白色黏液，伴腹痛腹胀，便后痛减，时轻时重。处方：防风10g，羌活10g，独活10g，柴胡10g，前胡10g，桔梗10g，枳壳10g，川芎10g，木香10g，炒白术10g，炒白芍10g，神曲10g，茯苓15g，荆芥10g，炙甘草10g，陈皮6g。治疗后症状基本消失，随访半年未复发。朱新红.荆防败毒散临床运用拾零［J］.浙江中医杂志，2018，53（07）：533.

3. 痤疮

朱氏报道荆防败毒散加减治疗囊肿型痤疮。患者两侧面颊部及颈部多发红色脓疱、囊肿，痒痛兼具，以痛为主，面部较油腻，月经量少，色黯红，大便干结，舌红、苔薄黄，脉弦滑。予荆防败毒散合五味消毒饮加减：荆芥10g，防风10g，羌活10g，独活10g，柴胡10g，前胡10g，桔梗10g，枳壳10g，川芎10g，金银花10g，紫花地丁10g，野菊花10g，干蟾10g，益母草15g，夏枯草15g，蒲公英15g，茯苓15g，甘草6g。7剂。用药汁洗面，早晚各一次。治疗后皮疹消失，未复发。朱新红.荆防败毒散临床运用拾零［J］.浙江中医杂志，2018，53（07）：533.

4. 过敏性鼻炎

朱氏报道荆防败毒散加减治疗过敏性鼻炎。患者反复喷嚏、鼻流清涕2年，晨起或遇寒则喷嚏频作，鼻流清水样涕，量较多，伴鼻塞、鼻痒，自觉怕冷，手足不温，时感乏力，便溏，舌淡、苔薄白，脉细；鼻镜检查示：鼻黏膜苍白、水肿，下鼻甲略肿大。予荆防败毒散合玉屏风散加减：荆芥12g，防风10g，羌活10g，独活10g，柴胡10g，前胡10g，桔梗10g，枳壳10g，川芎10g，炒白术10g，辛夷10g，苍耳子10g，黄芪15g，茯苓15g，蒲公英15g，炙甘草6g，藿香6g。6剂。治疗后症状消失，未复发。

朱新红.荆防败毒散临床运用拾零[J].浙江中医杂志，2018，53(07)：533.

（三）银翘散

【文献出处】

《温病条辨》

【原文摘录】

太阴风温、温热、温疫、冬温，初起……但热不恶寒而渴者，辛凉平剂银翘散主之。

辛凉平剂银翘散方

连翘一两　银花一两　苦桔梗六钱　薄荷六钱　竹叶四钱　生甘草五钱　芥穗四钱　淡豆豉五钱　牛蒡子六钱

上杵为散，每服六钱，鲜苇根汤煎，香气大出，即取服，勿过煎。肺药取轻清，过煎则味厚而入中焦矣。病重者，约二时一服，日三服，夜一服；轻者三时一服，日二服；夜一服；病不解者，做再服。盖肺位最高，药过重则过病所，少用又有病重药轻之患，故从普济消毒饮时时清扬法。今人亦间有用辛凉法者，多不见效，盖病大药轻之故，一不见效，随改弦易辙，转去转远，即不更张，缓缓延至数日后，必成中下焦证矣。胸膈闷者，加藿香三钱、郁金三钱，护膻中；渴甚者，加花粉；项肿咽痛者，加马勃、元参；衄者，去芥穗、豆豉，加白茅根三钱，侧柏炭三钱，栀子炭三钱；咳者，加杏仁利肺气；二三日病犹在肺，热渐入里，加细生地、麦冬保津液；再不解或小便短者，加知母、黄芩、栀子之苦寒，与麦、地之甘寒，合化阴气，而治热淫所胜。

【按语】

银翘散是辛凉解表的代表方剂之一，广泛适用于温病瘟疫邪在肺卫，而见发热无汗，或有汗不畅，微恶风寒，口渴，鼻塞流涕，头痛，咽喉赤痛，浑身酸疼，舌苔薄白或薄黄，边尖质红，脉象浮数等症。对其方义，吴鞠通自注曰："本方谨遵《内经》'风淫于内，治以辛凉，佐以苦甘；热淫于内，治以咸寒，佐以甘苦'之训（王安道《溯洄集》亦有温暑当用辛凉不当用辛温之论，谓仲景之书，为即病之伤寒而设，并未尝为不即病之温暑而设。张凤逵集治暑方，亦有暑病首用辛凉，继用甘寒，再用酸泄酸敛，不必用下之论。皆先得我心者）。又宗喻嘉言芳香逐秽之说，用东垣清心凉膈散，辛凉苦甘。病初起，且去入里之黄芩，勿犯中焦；加银花辛凉，芥穗芳香，散热解毒；牛蒡子辛平润肺，解热散结，除风利咽，皆手太阴药也。合而论之，经谓'冬不藏精，春必温病'，又谓'藏于精者，春不病温'，又谓'病温虚甚死'，可见病温者，精气先虚。此方之妙，预护其虚，纯然清肃上焦，不犯中下，无开门揖盗之弊，有轻以去实之能，用之得法，自然奏效，此叶氏立法，所以迥出诸家也。"银翘散本为风温初起所设，《温病条辨》以本方治疗太阴风温、温热、温疫、太阴伏暑、心疟、阳明温病、暑痉、暑风等温热证候。后世医家谨遵银翘散辨治纲领，灵活加减，化裁古方，通过加减药物性味不同归纳总结，进一步拓宽了银翘散的应用范围。本方现代临床应用简要概括如下：

1. 上呼吸道感染

王氏报道使用银翘散治疗急性上呼吸道感染 20 例。主要临床表现头痛、咳嗽、咽痛、咽干、咽痒、声嘶、鼻塞、喷嚏等。处方：金银花 12g，连翘 12g，豆豉 12g，牛蒡子 10g，薄荷 12g，荆芥 10g，桔梗 10g，芦根 12g，竹叶 10g，每日 1 剂。连续治疗 5 天，为 1 个疗程，总有效率 95%。王江兰.银翘散治疗急性上呼吸道感染 20 例临床观察［J］.内蒙古中医药，2016，35（15）：46

2. 急性扁桃体炎

杨氏报道银翘散加减治疗小儿急性扁桃体炎 70 例。处方：板蓝根 15g，生地黄 15g，麦冬 15g，金银花 12g，玄参 12g，黄芩 12g，射干 9g，桑叶 9g，薄荷 9g，僵蚕 9g，蝉蜕 9g，甘草 6g。若患儿存在口渴高热，添加芦根、葛根各 15g；若患儿痰多，添加浙贝母、瓜蒌各 9g。早晚服，每日 1

剂，持续 7 日，治疗总有效率 94.29%。杨竞 . 银翘散加减治疗小儿急性扁桃体炎临床效果分析［J］. 名医，2020（04）：267.

3. 病毒性心肌炎

李氏报道在西医常规治疗基础上，联合使用银翘散加减。处方：金银花 15g，连翘 15g，板蓝根 12g，桔梗 12g，薄荷 12g（后下），牛蒡子 12g，荆芥穗 12g，竹叶 12g。腹泻者，加藿香 12g，黄连 10g；乏力、气短者加黄芪 12g，太子参 12g；胸痛者加桃仁 12g，红花 12g；咽干、咽痛者加射干 10g，玄参 12g；阴虚甚者加玉竹 20g，黄精 15g。早晚分服，治疗 4 周，有效率 85%。且在改善患者中医证候、室性早搏、左心室收缩功能和调节心脏自主神经功能方面，优于现代医学基础治疗。李文，陈英俊，叶小汉，等 . 银翘散加减治疗成人急性病毒性心肌炎临床观察［J］. 中西医结合心脑血管病杂志，2015，13（15）：1787—1789.

4. 流行性乙型脑炎

涂氏报道将 176 例流行性乙型脑炎（乙脑）轻型、普通型患者随机分西医组 68 例、中医组 60 例和中西医结合组 48 例。西医组主要给予对症、支持、综合治疗；中医组毒蕴肺胃证给予白虎汤和银翘散加减、毒损脑络证给予清营汤加减。3 岁以下患者每日半剂；中西医结合组西医治疗同西医组治疗，中医治疗同中医组。治疗 15 天，中医组总有效率 98.30%，西医组 85.30%，中西医结合组 93.80%；中医组临床疗效明显优于西医组和中西医结合组，且体温、意识障碍、抽搐恢复正常时间及平均住院时间均明显短于西医组和中西医结合组，中西医结合组体温、意识障碍、抽搐恢复正常时间及平均住院时间均明显短于西医组。涂晋文，董梦久，刘志勇，等 . 中医药治疗流行性乙型脑炎轻型、普通型 60 例临床观察［J］. 中医杂志，2013，54（12）：1028—1030.

5. 水痘

林氏报道了银翘散加减治疗儿童水痘（邪伤肺卫证）的临床疗效，患儿起病二三周前有水痘接触史，分批出现的丘疹、疱疹、干痂并见，形态椭圆，大小不一，周围红晕，可伴有发热，多为低热，常伴全身不适、纳差等症状。处方：连翘、板蓝根、荆芥、牛蒡子、柴胡、淡豆豉、淡竹叶、桔梗各 6 ～ 12g，金银花 8 ～ 15g，薄荷 3 ～ 10g。伴有腹泻症状加葛根、黄连各 6 ～ 12g。发热加重，加石膏 15 ～ 20g，知母 6 ～ 12g；便秘加玄参 6 ～ 12g，生大黄 3 ～ 5g；伴有咳嗽加苦杏仁、款冬花各 6 ～ 12g；咽喉肿痛者加山豆根、玄参各 6 ～ 12g。每日 1 剂，分 3 ～ 5 次口服，7 天为一个疗程。退热时间和止疹时间均短于西医常规治疗。林丹薇，周琳．银翘散加减治疗儿童水痘临床观察［J］．新中医，2015，47（04）：183—184.

6. 手足口病

田氏报道基于因毒致病理论使用银翘散治疗小儿手足口病，处方金银花 20g，连翘 20g，竹叶 15g，桔梗 20g，薄荷 15g，生甘草 15g，荆芥穗 10g，淡豆豉 15g，牛蒡子 20g。出现惊厥者加蝉蜕 20g，高热者加石膏 15g。日 2 次口服，7 日为 1 疗程，2 疗程后临床总有效率 96%。田子卉，张萌萌，肇云鹤，等．基于因毒致病理论使用银翘散治疗小儿手足口病的临床意义以及药理研究［J］．光明中医，2021，36（08）：1271—1273.

7. 麻疹

段氏报道采用中药银翘散加减煎服结合西医对症处理治疗成人麻疹 104 例。处方：金银花 15g，连翘 15g，紫草 15g，蝉衣 10g，芦根 30g，知母 10g，高热时加生石膏 30g。每日 1 剂，连服 3 剂。对症处理，体温大于 38.5℃时加小剂量退热药，烦躁时适当给予苯巴比妥镇静等。治疗时间短、症状消失快、无并发症出现。段淑红，刘梅生．银翘散加减治疗成人麻疹 62 例［J］．中国中医基础医学杂志，2014，20（08）：1150—1151.

8. 眼科疾病

段氏报道赛自金主任医师治疗睑腺炎、春季卡他性结膜炎、角膜炎等眼科疾病的临床经验。治疗以银翘散为基础方：金银花 12g，荆芥 10g，连翘 12g，赤芍 9g，炒牛蒡子 12g，淡豆豉 12g，薄荷 9g，淡竹叶 9g，生甘草 6g。睑腺炎加柴胡 12g，当归 30g，蒲公英 10g，紫花地丁 10g，防风 10g，木贼 10g；春季卡他性结膜炎加菊花 10g，丹皮 10g，防风 10g，木贼 10g，蝉蜕 10g；角膜炎加桔梗 10g，蝉蜕 10g，当归 12g。每日 1 剂，连服 3 剂，疗效良好。段淑红，刘梅生．银翘散加减治疗成人麻疹 62 例［J］. 中国中医基础医学杂志，2014，20（08）：1150—1151.

（四）瓜蒂散

【文献出处】

《伤寒论》

【原文摘录】

病如桂枝证，头不痛、项不强、寸脉微浮、胸中痞硬、气上冲喉咽不得息者，此为胸有寒也。当吐之，宜瓜蒂散。

瓜蒂散方

瓜蒂一分，熬黄　赤小豆一分

上二味，各别捣筛，为散已，合治之。取一钱匕，以香豉一合，用热汤七合煮作稀糜，去滓，取汁和散，温，顿服之。不吐者，少少加，得快吐乃止。诸亡血虚家，不可与瓜蒂散。

病人手足厥冷，脉乍紧者，邪结在胸中，心下满而烦，饥不能食者，病在胸中，当需吐之，宜瓜蒂散。

【按语】

“吐”法治病，最早可溯至《诗·大雅·烝民》：“柔则茹之，刚则吐之。”《内经》曰：“其高者，因而越之。”仲景将吐法应用于临床，瓜蒂散即仲景“吐”法的代表方，由瓜蒂、赤小豆组成，其中瓜蒂极苦，赤小豆酸平，正合《内经》“酸苦涌泄为阴”“湿气在上，以苦吐之”之意。仲景又恐伤其胃气，而以香豉汁合服，借谷气以养胃，且赤小豆作用趋势向下，顺应胃气通降之特性，可避免涌吐过度而伤及胃气。本方服法为“温，顿服之”，温服与肠胃之性相合，利于药力通行；顿服法则多用于体质壮实，邪气壅盛，病势危重急迫之时。本方用顿服法以发挥迅速缓解病情的优势。瓜蒂散证，是由于实邪阻滞于胸膈，气机不利，由上越之势引起，症见胸中痞硬，气上冲喉咽不得息之急症，用顿服之法来涌吐，以使药力专、药势猛、药效捷。“不吐者，少少加；得快吐乃止”，可见仲景在使用“吐”法时审慎非常，效差稍加，中病即止。“吐”法峻猛，易于损伤正气，正虚者当忌，故言“诸亡血虚家，不可与瓜蒂散”。

本方广为历代医家所使用，宋元时期医家多用治胸中痞硬有痰、太阳经头痛等，明清医家则多用于风痫、鼻塞不闻香臭、积食留饮停滞等疾病。现代临床应用举例如下：

1. 肝炎

郑氏报道瓜蒂散喷鼻治疗慢性乙型肝炎 60 例。给药量每次 1g，分 4 等份交替吹入两鼻孔内，间隔 20 分钟，4 天喷药 1 次，喷药 6 次后改为 6 天喷药 1 次。喷药后患者不同程度地流出鼻液黄水，流液一般在 300 ～ 800mL 之间。疗程两个月，临床治愈 41 例，好转 14 例，总有效率为 91.67%。郑传运. 瓜蒂散喷鼻治疗慢性乙型肝炎 60 例［J］. 中医外治杂志，2002，11（01）：15.

高氏报道使用复方瓜蒂散鼻腔吸入治疗淤胆型高胆红素血症 35 例。在西医常规治疗三周后，总胆红素下降少于入院时 30% 时，加用复方瓜蒂散（瓜蒂、赤小豆、红谷子等），鼻腔给药，每隔 10 分钟一次，共 5 次，在吸入 30 分钟后，出现鼻痒，打喷嚏，持续 8 ～ 12 小时，鼻腔不断流出黄色鼻涕 200 ～ 300mL。一次治疗后，80% 以上的患者在一周后总胆红素下降至治疗前 50% 左右水平，继续保肝、对症治疗，胆红素继续下降，不反跳，治疗后症状改善，较对照组黄疸期明显缩短两周以上。高凤成，任贺庄，张启龙，等.复方瓜蒂散鼻腔吸入治疗淤胆型高胆红素血症临床观察［J］.黑龙江医药科学，2010，33（01）：47.

2. 酒精依赖症

王氏报道应用中药瓜蒂散对30例酒精依赖病人进行厌恶疗法戒酒。利用瓜蒂散的催吐作用，在病人口服后产生恶心、呕吐感时给患者闻酒味、饮酒，通过5～15次的治疗，使患者建立对酒的厌恶条件反射，达到戒酒的目的，半年戒断成功率为93.3%。王辉，陈葆颂，王文林，等.中药瓜蒂散戒酒的临床研究［J］.中国药物滥用防治杂志，2001（06）：40—42.

（五）大承气汤

【文献出处】

《伤寒论》

【原文摘录】

阳明病，脉迟，虽汗出不恶寒者，其身必重，短气，腹满而喘，有潮热者，此外欲解，可攻里也。手足濈濈然汗出者，此大便已硬也，大承气汤主之。

大承气汤

大黄四两，酒洗　厚朴半斤，炙，去皮　枳实五枚，炙　芒硝三合

上四味，以水一斗，先煮二物，取五升，去滓，内大黄，更煮取二升，去滓，内芒硝，更上微火一两沸。分温再服，得下，余勿服。

伤寒，若吐若下后，不解，不大便五六日，上至十余日，日晡所发潮热，不恶寒，独语如见鬼状。若剧者，发则不识人，循衣摸床，惕而不安，微喘直视，脉弦者生，涩者死。微者，但发热谵语者，大承气汤主之。若一服利，则止后服。

阳明病，谵语，有潮热，反不能食者，胃中必有燥屎五六枚也。若能食者，但硬耳，宜大承气汤下之。

汗出谵语者，以有燥屎在胃中，此为风也。须下者，过经乃可下之。下之若早，语言必乱，以表虚里实故也。下之则愈，宜大承气汤。

二阳并病，太阳证罢，但发潮热，手足漐漐汗出，大便难而谵语者，下之则愈，宜大承气汤。

阳明病，下之，心中懊侬而烦，胃中有燥屎者，可攻。腹微满，初头硬，后必溏，不可攻之。若有燥屎者，宜大承气汤。

下之后，六七日不大便，烦不解，腹满痛者，此有燥屎也。所以然者，本有宿食故也，宜大承气汤。

病人小便不利，大便乍难乍易，时有微热，喘冒不能卧者，有燥屎也，宜大承气汤。

伤寒六七日，目中不了了，睛不和，无表里证，大便难，身微热者，此为实也，急下之，宜大承气汤。

阳明病，发热汗多者，急下之，宜大承气汤。

发汗不解，腹满痛者，急下之，宜大承气汤。

腹满不减，减不足言，当下之，宜大承气汤。

阳明少阳合病，必下利，其脉不负者，为顺也；负者，失也，互相克贼，名为负也。脉滑而数者，有宿食也，当下之，宜大承气汤。

少阴病，得之二三日，口燥咽干者，急下之，宜大承气汤。

少阴病，自利清水，色纯青，心下必痛，口干燥者，急下之，宜大承气汤。

少阴病，六七日，腹胀不大便者，急下之，宜大承气汤。

【按语】

大承气汤是仲景下法的代表方之一，本方遵“生者锐而先行，熟者钝而和缓”之理，以芒硝先化燥屎，大黄继通肠腑，而后主以枳实、厚朴除其痞满，四味合用，放邪出路，推陈致新。成无己《伤寒明理论》曰：“承，顺也……邪气入于胃也，胃中气郁滞，糟粕秘结，壅而为实，是正气不得舒顺也。《本草》曰：通可以去滞，泄可以去邪。塞而不利，闭而不通，以汤荡涤，使塞者利而闭者通，正气得以舒顺，是以承气名之。”

后世以大承气汤为主方化裁出十多首加减方，使其更切合临床实际，如《伤寒直格》大承气汤加甘草而成三一承气汤，可“通治三承气汤证，于效甚速，而无加害”；《伤寒六书》大承气汤加黄芩、芍药、柴胡、甘草而成六乙顺气汤，适用于“伤寒热邪传里，大便结实，口燥咽干，怕热谵语，揭衣狂妄，扬手掷足，斑黄阳厥，潮热自汗，胸腹满硬，绕脐痛”；大承气汤加甘草、人参、当归、生姜、大枣、桔梗名为黄龙汤，主治里热实证而兼有气血虚弱者；《外台秘要》崔氏承气汤系由大承气汤去厚朴加杏仁、白蜜而成，治十余日不大便者；《卫生宝鉴》黄连承气汤为大承气汤加黄连，用治发狂因触冒寒邪，失于解利，因而转属阳明者;《理伤续断方》大成汤由大承气汤加甘草、红花、当归、苏木、木通、陈皮组成，治“跌打损伤，瘀血不散，腹肚膨胀，大小便不通，上攻心胸，闷乱极甚”。明清温病学家更是在大承气汤基础上创立了多首泻下方剂，如导赤承气汤、牛黄承气汤、宣白承气汤、增液承气汤、新加黄龙汤等。

现代大承气汤的应用范围不断扩大，早已不局限于燥实痞满，尤其随着中医急症工作的深入开展，大承气汤在急症临床中的使用范围越来越广。现对其现代临床应用举隅如下：

1. 肠梗阻

吴氏观察大承气汤内服联合外用灌肠治疗粘连性肠梗阻的临床疗效。对38例患者在常规治疗的基础上辅以大承气汤治疗，气虚者加黄芪15g，党参15g；血虚者加当归9g；腹胀者加大腹皮15g，降香6g；腹痛者加延胡索12g，香附6g；呕吐者加竹茹15g，半夏9g；发热者加银花15g，蒲公英15g。浓煎200mL，口服，首次25mL，次服150mL，服用5日。另用此方水煎500mL，灌肠，每日2次，1次250mL，直到正常排气恢复，减少至100mL/次，每日1次。治疗后恶心呕吐消失，腹胀消失，治疗时间均较对照组明显缩短，IL-6、TNF-α 下降幅度较同期对照组更显著。吴雪英，郑清盛，王守铭，等.大承气汤内服联合外用灌肠治疗粘连性肠梗阻的疗效观察[J].福建医药杂志，2018，40（03）：101—103.

李氏报道采用西医常规治疗结合大承气汤灌肠辅助治疗粘连性肠梗阻。对24例，灌肠100mL，每日2次。与对照组相比，临床疗效有所提高，且患者腹痛缓解时间、自主排气时间、自主排便时间均明显缩短。李道卫.大承气汤灌肠法治疗粘连性肠梗阻48例临床观察[J].光明中医，2020，35（01）：43—45.

2. 胃结石

张氏报道运用大承气汤加味治疗胃结石14例。泛酸烧心者加黄连6g，吴茱萸3g；腹痛甚者加川楝子10g，延胡索10g。水煎服，每日1剂，早晚分服。14 例患者全部治愈，平均服药 8 剂。张长义，张庆新．大承气汤加味治疗胃结石 14 例［J］. 陕西中医学院学报，1996（03）：30.

3. 肾衰竭

薛氏对出血热急性肾衰，且西医利尿、导尿无效的 17 例。对患者运用大承气汤加紫草治疗。每日 1 剂，药量随证加减，水煎服。用药最短 2 日，最长 5 日，一般 4 日进入多尿期，总有效率 94.12%。薛景岐，杨学然，汪兰云．大承气汤加紫草治疗出血热急性肾衰 11 例［J］. 山东中医药大学学报,1997,21(03)：44—45.

韦氏报道在传统疗法基础上，加用大承气汤合益母草保留灌肠治疗早中期慢性肾衰竭 38 例。每日 1 次，疗程 4 周。治疗后 BuN、Scr 及 BuN/Scr 均显著下降，总有效率 96%。韦慧琴，胡开明．大承气汤保留灌肠治疗早中期慢性肾衰竭 38 例疗效观察［J］. 中国民族民间医药杂志，2004（02）：85—86.

4. 胰腺炎

胡氏报道清胰汤合大承气汤加减结合西医治疗重症急性胰腺炎 42 例。组方：柴胡 15g，黄芩 15g，白芍 15g，木香 15g，延胡索 15g，厚朴 10g，枳实 10g，胡黄连 10g，黄芪 10g，生地黄 10g，丹参 10g，赤芍 10g，当归 10g，桃仁 10g，红花 10g，生大黄 20g（后下）、芒硝 20g（冲服）。发热重者加双花 15g，连翘 10g；呕吐重者加代赭石 15g，竹茹 15g，法半夏 15g，生姜 10g；食积重者加莱菔子 10g，焦三仙各 10g；黄疸者加茵陈 15g，栀子 10g。每日 1 剂，煎至 200 ～ 300mL 注入胃管，并夹管 2 小时，每日 1 次，连续 10 天，治愈好转率 80%，中转手术 3 例，死亡 5 例。胡志雄，潘凯，杨胜邦，等．清胰汤合大承气汤加减结合西医治疗重症急性胰腺炎 42 例［J］. 贵阳中医学院学报，2014，36（06）：80—81.

郭氏报道在常规治疗基础上，电针配合大承气汤灌肠辅治重症急性胰腺炎胃肠功能障碍。电针选取双侧天枢、足三里、上巨虚，每次 20 分钟，每日 1 次，连续治疗 7 日；大承气汤灌肠，每日 1 次，连续 7 日。治疗后

IL-6、TNF-α 明显降低，肠鸣音恢复时间、首次排气时间、首次自主排便时间均明显缩短。郭丹妮，冯淑兰，董明国．电针配合大承气汤灌肠辅治重症急性胰腺炎胃肠功能障碍的临床观察［J］．中国中西医结合消化杂志，2022，30（04）：275—279.

5. 脑出血

梅氏报道加味大承气汤灌肠结合无创通气治疗急性非外伤性脑出血并发呼吸衰竭。组方：枳实 30g，厚朴 30g，鱼腥草 30g，大黄 15g，黄芩 15g，芒硝 10g，煎取 300mL，保留灌肠至少 1 小时，每日 1 次，每周 5 次，连续治疗 2 周。通气时间小于对照组，首次撤机成功率高于对照组，通气质量和血气分析指标有效改善。梅春龙，徐艳．加味大承气汤灌肠结合无创通气治疗急性非外伤性脑出血并发呼吸衰竭疗效观察［J］．现代中西医结合杂志，2017，26（24）：2707—2709.

韩氏采用大承气汤加减灌肠治疗急性脑出血后发热。药物组成：生大黄 10g（后下），芒硝 5g，枳壳 10g，厚朴 10g，胆南星 10g，石菖蒲 10g，天竺黄 10g。每日早晚灌肠各 1 次，连续 2 周为一个疗程。有效率 92%，且退热起效时间、完全退热时间均明显缩短。韩叶萍．中药大承气汤灌肠治疗急性脑出血后发热的护理观察［J］．世界最新医学信息文摘，2016，16（10）：18—19.

6. 术后康复

徐氏对 58 例脑出血手术术后患者在行术后常规治疗的基础上，口服或者鼻饲大承气汤治疗。每日分 2 次服用，4 周为一个疗程，持续治疗 8 周后，脑血肿、脑水肿体积低于常规治疗患者，美国国立卫生研究院卒中量表、简式 Fugl-Meyer 运动量表评分结果也优于常规治疗患者。结果表明大承气汤能有效促进其神经功能恢复，具体作用机制可能涉及对 Nrf2 抗氧化信号通路的激活。徐秀珍，张百明，张琴，等．基于 Nrf2 抗氧化通路研究大承气汤促进脑出血手术患者术后神经功能恢复的作用［J］．中华中医药学刊：1—9.

李氏对 30 例胃癌术后患者，在胃肠减压、静脉补液、维持水电解质平衡和抗感染等治疗基础上，采用针灸联合大承气汤加味治疗，加味木香、乌药、枳壳等组方。水煎200mL左右，晚饭后口服，每日1次，并与常规治疗联合针灸治疗对照观察疗效。结果显示大承气汤加味联合针灸能促进胃癌术后患者胃肠道功能和免疫功能恢复，利于血清GAS和MTL分泌，并降低并发症的发生。李昔胜，白莉.大承气汤联合针灸对胃癌术后患者胃肠道功能和免疫功能的效果研究[J].中国肿瘤临床与康复，2021，28（11）：1367—1370.

司氏对40例患者在内镜下逆行胰胆管造影术（ERCP）。术前2小时以及术后4小时予以大承气汤150mL（38～40℃）保留灌肠，并予常规术后鼻胆管引流、抗感染及补液对症支持治疗。结果显示，在给予大承气汤保留灌肠后，CRP水平显著下降，血淀粉酶的水平也得到了较好抑制，腹痛评分和术后PHP发生率明显低于常规治疗患者，表明该疗法能够降低ERCP术后高淀粉酶血症的发生率，减轻机体术后腹胀腹痛，降低机体炎症反应。司仙科，于昆，吴文韬，等.大承气汤保留灌肠预防ERCP术后胰腺炎和高淀粉酶血症[J].肝胆胰外科杂志，2021，33（07）：437—440.

（六）茵陈蒿汤

【文献出处】

《伤寒论》《金匮要略》

【原文摘录】

谷疸之为病，寒热不食，食即头眩，心胸不安，久久发黄为谷疸，茵陈汤主之。

茵陈蒿汤方

茵陈蒿六两　栀子十四枚，擘　大黄二两，去皮

上三味，以水一斗，先煮茵陈，减六升，内二味，煮取三升，去滓，分温三服。小便当利，尿如皂角汁状，色正赤。一宿腹减，黄从小便去也。（《金匮要略·黄疸病脉证并治》）

阳明病，发热汗出者，此为热越，不能发黄也。但头汗出，身无汗，剂颈而还，小便不利，渴引水浆者，此为瘀热在里，身必发黄，茵陈蒿汤主之。(《伤寒论》)

伤寒七八日，身黄如橘子色，小便不利，腹微满者，茵陈蒿汤主之。(《伤寒论》)

【按语】

茵陈蒿汤药仅三味，遣药精当，力专效宏。《伤寒明理方论》析茵陈蒿味苦寒，“苦以泄之，泄甚热者，必以苦为主”，故以为君；栀子味苦寒，“苦入心寒胜热，大热之气，必以苦寒之物胜之”，故以栀为臣；大黄味苦寒，“推除邪热，必假将军攻之”，故以为使。“苦寒相近，虽甚热，大寒必祛除，分泄前后，复得利而解矣。”三味性近，药力协同又各有所长，茵陈主入肝胆，栀子主入心，大黄主入肠胃，君臣使齐备，令热祛而实泻。方有执《伤寒论条辨》论：“茵陈逐湿郁之黄，栀子除胃家之热，大黄推壅塞之瘀。三物者，苦以泄热，热泄则黄散也。”徐忠可《金匮要略论注》载：“茵陈性苦辛寒，善开肌肉之郁；栀子轻浮性凉，能解内郁，而降屈曲之火；大黄为攻下之品，然从栀子、茵陈，则取其相佐以开郁解热，所以茵陈最多，而大黄少也。”认为茵陈走表，栀子解郁，大黄攻下并助茵陈、栀子之力，内外兼顾，邪有出路，共奏泄热退黄之功。

历代茵陈蒿汤的理论发展不拘泥于《伤寒论》记载，《诸病源候论》言茵陈蒿汤治疗食后头痛，胸闷。《普济本事方》记载茵陈蒿汤可治疗胃中有热、宿谷，《卫生宝鉴》《汤头歌诀》等记载茵陈蒿汤治疗便秘。由此可见，历代茵陈蒿汤证相关理论不断发展，但仍以湿热为主要病机。现代茵陈蒿汤临床应用广泛，内、外、妇、儿皆有涉及，特别对肝胆、胰腺、皮肤病、母婴血型不合等疾病具有良好的治疗作用。现举隅如下：

1. 肝胆疾患

（1）黄疸

李氏对 65 例新生儿黄疸湿热内蕴证患儿的治疗，在蓝光照射的基础上，加用茵陈蒿汤加减（白头翁 20g，栀子 20g，茵陈 20g）药浴治疗，取药汁 500mL 倒入洗澡水约 2500mL 中，沐浴熏洗 10 ～ 15 分钟，每日熏洗 1 次，持续治疗 1 周。治疗总有效率 98.46%，患儿血清总胆红素指标、住院时间、总光疗时间均低于单用蓝光照射治疗患儿。李沐珍，黄俊花．茵陈蒿汤加减药浴治疗新生儿黄疸湿热内蕴证的疗效观察［J］．内蒙古中医药，2022，41（01）：92—93.

王氏对 130 例妊娠期肝内胆汁淤积症患者的治疗，在口服熊去氧胆酸基础上加服茵陈蒿汤，分早晚温服，连续治疗 14 天，临床总有效率 96.7%，且改善妊娠结局以及降低不良围产儿结局发生方面，均优于单用熊去氧胆酸患者。王淑平．茵陈蒿汤治疗妊娠期肝内胆汁瘀积症湿热内蕴型的临床研究及其对 Th17/Treg 平衡的影响［D］．广州中医药大学，2020.

（2）肝炎

谢氏报道茵陈蒿汤治疗黄疸型肝炎 50 例。在核苷类似物口服抗病毒治疗，还原性谷胱甘肽、甘草酸二胺、门冬氨酸钾镁静脉滴注治疗基础上，加用茵陈蒿汤（加车前草 20g，满天星 20g，石菖蒲 12g，赤芍 15g，郁金 15g，蒲公英 15g，虎杖 25g），每天分 2 次口服，治疗周期 6 个月，总有效率为 98.0%，显著高于常规治疗患者。谢波．茵陈蒿汤治疗黄疸型肝炎的临床疗效［J］．中国现代医生，2018，56（15）：108—110.

赖氏报道茵陈蒿汤联合恩替卡韦治疗重症化趋势乙型病毒性肝炎。处方：加味茵陈蒿汤（大黄 10g，栀子 15g，茵陈 20g，赤芍 60g，丹参 30g，五味子 15g，甘草 9g，茜草 15g，郁金 20g，虎杖 15g）。热重加蒲公英 20g，垂盆草 20g，连翘 10g，黄芩 10g，黄柏 10g；湿重加薏苡仁 20g，藿香 10g，车前草 20g，茯苓 20g。早晚分服，疗程 4 周，患者治疗后纤维蛋白原、凝血酶时间、活化部分凝血酶时间、凝血酶原时间等指标均优于单用恩替卡韦治疗患者。赖江云.茵陈蒿汤联合恩替卡韦治疗重症化趋势乙型病毒性肝炎临床观察[J].中国中医药现代远程教育，2020，18（04）：277—278.

（3）肝硬化

贾氏在调节肠道菌群、保肝降酶、利胆退黄等治疗基础上，采用头孢吡肟静脉滴注联合茵陈蒿汤治疗。每天治疗2次，连续治疗2周。治疗后总有效率94.44%，且肝功能指标、炎症因子指标改善情况均高于常规治疗患者。贾军.茵陈蒿汤结合头孢吡肟治疗肝硬化伴感染临床观察[J].光明中医，2021，36（13）：2239—2241.

（4）肝癌

宋氏报道将肝癌合并腹水患者90例。随机分为2组各45例，对照组采用顺铂腹腔注射进行化疗，治疗组在化疗方案的基础上口服加味茵陈蒿汤（菌陈15g，大黄9g，栀子10g，半枝莲9g，泽泻10g，柴胡10g，蛇莓10g，苦参10g，甘草5g）。每日1剂，早晚口服。治疗一月后，治疗组中医证候疗效总有效率68.9%，优于对照组，且治疗组AST、ALT、AFP，腹腔积液CD4+/CD8+、NK细胞计数均低于对照组。宋振民，宋会群，宋沛沛.加味茵陈蒿汤联合顺铂腔内灌注治疗肝癌腹水临床观察[J].新中医，2018，50（03）：139—142.

（5）胆石症

李氏选取胆石症患者90例。随机分为对照组和观察组，对照组给予熊去氧胆酸片口服治疗，观察组在对照组治疗的基础上给予茵陈蒿汤加减（茵陈20g，栀子10g，虎杖15g，黄芩10g，白花蛇舌草25g，金钱草30g，茯苓15g，薏苡仁30g，青皮10g，陈皮10g，柴胡15g，郁金15g，延胡索15g，生大黄7g，玄明粉8g）治疗。4周后观察组白细胞和胆红素水平均优于对照组，中医证候疗效有效率91.11%。李兆龙，周海生，海晓宇.茵陈蒿汤加味治疗胆石症临床研究[J].河南中医，2021，41（12）：1815—1818.

（6）胆囊炎

彭氏将60例肝胆湿热型慢性胆囊炎患者分成对照组与观察组治疗。对照组患者给予消炎利胆片治疗，观察组患者则给予茵陈蒿汤，每天早晚各服用1次，15天为1疗程。治疗2个疗程后，观察组治疗总有效率、肝功能改善状况明显优于对照组，且药物不良反应发生率明显低于对照组。彭洪亮．茵陈蒿汤治疗肝胆湿热型慢性胆囊炎的临床观察［J］．中医临床研究，2018，10（21）：51—52.

（7）胆管炎

陈氏对25例急性化脓性胆管炎胆管减压术后患者治疗，采取常规治疗联合胃管注入茵陈蒿汤。治疗1周后，血清谷丙转氨酶、天冬氨酸转移酶、总胆红素下降明显，治愈率明显高于常规治疗患者。陈龙，邓英．茵陈蒿汤治疗急性化脓性胆管炎的临床疗效及预后分析［J］．陕西中医，2017，38（01）：37—38.

2. 胰腺炎

薛氏对27例急性重症胰腺炎患者治疗。在常规治疗的基础上，结合茵陈蒿汤加味（加败酱草、蒲公英等，疼痛严重加延胡索、白芍等）治疗，治疗后白细胞、血钙、尿淀粉酶指标，以及腹痛缓解时间、腹胀缓解时间、首次排便时间，均优于常规治疗患者。薛立宏．茵陈蒿汤加减治疗急性重症胰腺炎的临床疗效［J］．中医临床研究，2021，13（18）：62—64.

刘氏采用四君子汤联合茵陈蒿汤加减及针刺对慢性胰腺炎患者的临床疗效进行探讨。对照组20例，应用四君子汤联合茵陈蒿汤加减；试验组20例，在对照组的基础上联合脾俞、肾俞、足三里、血海、承泣等穴位针刺治疗，连续15日为1个疗程。治疗4个疗程后，试验组的治疗有效率为85%，对照组的治疗有效率为70%。刘晓冬．四君子汤联合茵陈蒿汤及针刺治疗慢性胰腺炎临床观察［J］．光明中医，2020，35（01）：101—103.

3. 高脂血症

杨氏报道运用茵陈蒿汤加味治疗高脂血症269例。肥胖者加焦山楂

20g，茯苓 15g，半夏 15g；肝阳上亢者加牛膝 15g，钩藤 15g，菊花 20g；血瘀者加丹参 20g，红花 10g；脾肾阳虚者加杜仲 15g，菟丝子 15g，白术 15g。每日 2 次分服，连续治疗 14 天，总有效率 89%。杨天冲．茵陈蒿汤加减治疗高脂血症 269 例［J］．内蒙古中医药，2012，31（05）：51.

4. 糖尿病

程氏对 17 例 2 型糖尿病患者在进行常规治疗的基础上加用茵陈蒿汤进行治疗，口干者加黄芩 6g，竹叶 9g，葛根 15g，知母 10g，沙参 15g，花粉 15g；小便多者加生地 15g，益智仁 15g，女贞子 10g，桑螵蛸 10g，五味子 30g，山茱萸 10g；视力模糊者加枸杞 12g，菊花 12g；大便多者加薏苡仁 15g，葛根 12g，莲子 12g，白扁豆 10g，黄连 10g，炒白术 10g，茯苓 10g，苍术 10g，泽泻 10g，黄芩 10g，佩兰 10g，藿香 10g；腹胀者加厚朴 10g；心悸失眠者加远志 9g，夜交藤 15g，酸枣仁 15g，柏子仁 12g，五味子 12g。1 个月为 1 疗程，治疗 3 个疗程后，总有效率 94.1%，明显高于常规治疗组。程欢欢．应用茵陈蒿汤治疗Ⅱ型糖尿病的临床效果分析［J］．当代医药论丛，2015，13（19）：30—31.

5. 哮喘

桑氏报道茵陈蒿汤加减治疗小儿支气管哮喘 32 例。处方：茵陈、栀子、苦参、秦艽、石菖蒲、郁金、石韦、车前草、浙贝母、瓜蒌、甘草，每天 1 剂，不拘时间服用，7 天为 1 个疗程，治疗总有效率 96.88%，且咳嗽、咯痰、喘憋消退时间及痊愈天数均明显优于传统西药治疗患者。桑勉，张鹏．茵陈蒿汤加减治疗小儿支气管哮喘 32 例［J］．中医杂志，2012，53（10）：876—877.

6. 皮肤疾患

（1）湿疹

钱氏对 100 例湿疹患者采取茵陈蒿汤合五苓散治疗。水煎服，早晚各服用 1 次，以 5 周为 1 个疗程，治疗总有效率为 60%，其中存在消化系统症状、肢体肌肉酸痛感、湿热舌脉这三种症状的患者治疗序效果更显著。钱昕妤．茵陈蒿汤合五苓散治疗湿疹临床疗效及多因素分析［J］．四川中医，2017，35（04）：129—132.

（2）痤疮

苏氏将60例肺胃湿热型痤疮患者纳入研究。采用加味茵陈蒿汤（菌陈蒿18g，栀子12g，大黄3g，黄芩10g，黄连3g，砂仁6g，木香6g，苍术9g，厚朴6g，陈皮9g，甘草3g）。早晚温服，每日1剂；大椎和肺俞刺络拔罐放血助泄内蕴之热毒，每周1次；蓝光治疗每次20分钟，每周2次，4周为1个疗程。治疗后患者皮肤较为干净，皮损少见，炎症明显改善，治疗总有效率93.33%。苏碧凤．加味茵陈蒿汤联合刺络拔罐及蓝光治疗肺胃湿热型痤疮的疗效分析［J］．九江学院学报（自然科学版），2020，35（04）：89—92.

（3）皮炎

李氏报道采用茵陈蒿汤加味内服、外用治疗面部激素依赖性皮炎96例。阴虚火旺甚，伴灼热感明显者加地骨皮、桑白皮、玄参；面肿者加车前子、泽泻；痒甚者加白鲜皮、防风；大便干者加生石膏。每日1剂，水煎2次，分早晚口服；第3次煎药滤出药渣，蘸药液湿敷面部20分钟，每日2次，湿敷后予氧化锌软膏外涂。连续治疗1个月后，治疗总有效率97.92%。李会申，苑淑尊．茵陈蒿汤加味内服、外用治疗面部激素依赖性皮炎96例［J］．河北中医，2012，34（10）：1498—1499.

（七）防风通圣散

【文献出处】

《黄帝素问宣明论方》

【原文摘录】

防风通圣散

防风　川芎　当归　芍药　大黄　薄荷叶　麻黄　连翘　芒硝各半两　石膏　黄芩　桔梗各一两　滑石三两　甘草二两　荆芥　白术　栀子各一分

上为末，每服二钱，水一大盏，生姜三片，煎至六分，温服。涎嗽，加半夏半两，姜制。

【按语】

防风通圣散《退思集类方歌注》中称本方为"表里、气血、三焦通治之剂"，《时病论》中更直言本方"主治甚多，不能尽述"。《医方集解》分析本方方义曰："此足太阳、阳明表里血气药也。防风、荆芥、薄荷、麻黄轻浮升散，解表散寒，使风热从汗出而散之于上；大黄、芒硝破结通幽，栀子、滑石降火利水，使风热从便出而泄之于下；风淫于内，肺胃受邪，桔梗、石膏清肺泻胃；风之为患，肝木受之，川芎、归芍和血补肝；黄芩清中上之火；连翘散气聚血凝；甘草缓峻而和中（重用甘草、滑石，亦犹六一利水泻火之意）；白术健脾而燥湿。上下分消，表里交治，而能散泻之中，犹寓温养之意，所以汗不伤表，下不伤里也。"

《重订广温热论》称赞本方曰："发表攻里，清上导下，气血兼顾，面面周到。"《医门法律》中曰："此方乃表里通治之轻剂……汗不伤表，下不伤里，可多服也。"诸医家对本方之推崇可见一斑。费伯雄在《医方论》中却认为"（防风通圣散）虽云通治一切内外诸邪，然必如注中表里三焦俱实者方可用。否则硝、黄之峻烈，石膏、滑石之沉寒，寻常之症岂能堪此"，秦伯未也认为"虽然防风通圣散亦用了调养气血的药，但主力仍在散风、清热、通便"，可见虽"主治甚多，不能尽述"，但本方所治之证仍以风热壅盛，表里俱实为主。

我们认为，本方药味繁而不杂，组方工整有序，合解表、清热、泻下、渗利四法于一方，表里双解，分多路导邪外出，可谓放邪出路法之代表方。

现代临床应用举隅如下：

1. 上呼吸道感染

戴氏用防风通圣颗粒治疗上呼吸道感染84例，证属表寒里热、表里俱实，每日口服防风通圣颗粒2次，每次3g。治愈58例，好转24例，无效2例，总有效率为97.62%。戴修勇．防风通圣颗粒对上呼吸道感染的疗效观察［J］．中国医药指南，2016，14（24）：202—203.

2. 哮喘急性发作

高氏等报道用防风通圣散加减治疗哮喘急性发作。患者女性，72岁，2018年10月16日初诊。因“阵发性胸闷气促20余年，加重1周”入院。患者有哮喘病史20余年，平时间断雾化吸入舒利迭（沙美特罗替卡松粉吸入剂）。近日患者不慎受凉后出现鼻塞、流清涕、咳嗽、咳白色黏痰，并感胸闷、气短，患者未及时就诊。一周后患者感胸闷症状较前加重，气急，呼吸气粗，咳嗽，咯少许黄色黏痰，带有血丝，痰鸣如吼，入夜尤甚，口干，口苦，饮水多，口气重，发热，热峰达38℃左右，未自行使用抗生素，怕冷，手心出汗多，纳眠一般，小便黄少，大便3日未行，舌暗红、苔黄厚腻，脉左浮数、右沉弦，听诊时双肺可闻及散在哮鸣音，肺底可闻及少许湿啰音。西医诊断：哮喘急性发作；中医辨病：哮病；中医辨证：风热壅盛、表里俱实；治法：解表清里，通腑泻热；方药：防风通圣散加减。处方如下：生麻黄6g，荆芥9g，防风9g，薄荷6g，生石膏30g，黄芩12g，连翘12g，酒大黄9g，芒硝3g（后下），赤芍15g，甘草9g，丹皮12g，佩兰6g，芦根10g，桔梗12g，旋覆花12g，前胡15g。6剂，每日1剂，水煎，早晚分服。2018年10月21日二诊：服药6剂后患者气喘憋闷症状较前减轻，咳嗽，咳白黏痰，仍有发热，舌淡红、苔薄黄，脉弦数，小便调，大便次数增多。上方有效，继服5剂。2018年10月26日三诊：服药5剂后患者诸症明显减轻，仍余有低热，时有咳嗽，干咳无痰，咽痛，感乏力，舌淡红、苔薄黄，辨证属正邪斗争，损伤正气，余邪未清，方减芒硝、生大黄，生石膏减半，加麦冬30g。7剂，每日1剂，水煎，早晚分服。高霞，原松竹，司廷林.防风通圣散临床验案四例［J］.现代医学，2020，48（07）：888—891.

张氏报道用防风通圣散加减治疗喘咳。患者李某，男，56岁，农民。1998年12月15日就诊。素有喘疾，7天前外出遂感风寒，次日出现恶寒发热、咳嗽气喘、肢节疼痛，服小青龙汤以及消炎抗菌药无效。咳嗽气喘加重，咽干，口渴，3日不大便，腹部胀满，小便短黄，舌红、苔黄滑，脉浮滑数。证属素蕴痰热，复感风寒。投以辛温解表、温化痰饮之剂。不但外寒未解，俾痰热愈甚，热结于里。宜以外散表寒，内涤痰热，通腑导浊。用防风通圣散加减：防风6g，荆芥6g，麻黄6g，大黄6g，栀子6g，天竺黄6g，连翘10g，黄芩10g，桔梗10g，石膏30g，芦根15g，六一散15g。服3剂。二诊：便秘通，气微喘，咳嗽痰黄，口渴，舌红、苔黄滑，脉弦滑数。为痰热留恋，肺失清肃，治宜清肺化痰。以止嗽散去荆芥，加瓜蒌皮10g，苏子10g，浙贝母10g，杏仁10g，鱼腥草15g，芦根15g。服5剂，喘平咳止。张寿华.防风通圣散临床运用举隅［J］.实用中西医结合临床，2004，4（06）：62.

3. 过敏性鼻炎

王氏等报道用防风通圣散加减治疗过敏性鼻炎1例。刘某，女，40岁，1985年9月1日就诊。每逢秋季即打喷嚏不止，服药无效，约持续半月或月余自愈，已连续3年。3年前由关内搬迁至此，即出现打喷嚏现象，发作时影响说话及饮食，可连续打十多个喷嚏不止，间隔几分钟或半小时不等，睡眠时也常因打喷嚏而醒。余诊期间，见其喷嚏不止，表情痛苦，伴口干口苦，时发热恶寒，便秘尿赤，食欲不振，舌红、苔黄腻，脉浮有力。诊为过敏性鼻炎。属燥邪犯肺、里有蕴热。治宜解表通里、疏风清热，用防风通圣散加减：防风7.5g，川芎7.5g，当归7.5g，白芍7.5g，大黄7.5g，芒硝7.5g，连翘7.5g，薄荷7.5g，麻黄7.5g，石膏5g，桔梗5g，黄芩5g，白术12g，栀子12g，荆芥穗12.5g，滑石15g，甘草10g。共研粗末，分6

份，每日早晚各服 1 份。同时用生姜 5 片煎汤温服，晨起用艾叶 5g，防风 5g，煎水漱口。药后诸症大减，偶有发作，仅二三声即止，睡眠转佳，舌淡红、苔微黄，脉浮微数。效不更方，再投 3 剂，痊愈，随访 3 年无复发。王桂芳，乐剑立. 防风通圣散治验举隅［J］. 吉林中医药，1991，(03)：36.

4. 水痘

邓氏用防风通圣散加减治疗水痘 40 例。治愈 26 例，显效 8 例，有效 4 例，无效 2 例，总有效率为 95%。邓元将. 防风通圣散加减治疗水痘 80 例临床观察［J］. 内蒙古中医药，2015，34(01)：23.

5. 荨麻疹

张氏报道用防风通圣散加减治疗瘾疹。患者肖某，女，18 岁，学生，1999 年 5 月 13 日就诊。自 1995 年起，每逢春末夏初时，全身出现高出皮肤，状如针尖大小，紫红色颗粒，呈片状分布，瘙痒难忍，遇热更甚，按之不褪色，口渴，咽干，心烦，大便干结，小便黄，舌红、苔黄，脉滑数。证属风湿热邪，郁遏肌肤，日久不愈，热毒内结。治以疏风除湿，宣泄热毒。用防风通圣散加减：防风 10g，赤芍 10g，连翘 10g，黄芩 10g，当归 10g，丹皮 10g，僵蚕 10g，大黄 6g，麻黄 6g，栀子 6g，苍术 6g，荆芥 6g，薄荷 6g，石膏 15g，六一散 15g，银花 15g，大青叶 15g。服 4 剂。二诊：大便通利，瘾疹消失，皮肤有时发痒，舌红、苔黄，脉滑数。以原方去大黄、苍术，续进 5 剂，瘾疹未见复发。张寿华. 防风通圣散临床运用举隅［J］. 实用中西医结合临床，2004，4(06)：62.

孙氏报道用防风通圣散治疗急性荨麻疹。患者王某，女，28 岁，2005 年 4 月 10 日初诊。患者 4 天前因受凉后出现发作性全身皮肤瘙痒，继之周身皮肤出现淡红色风疹团，消退后不留痕迹，反复发作，睡眠差，大便干燥。经服氯苯那敏、维生素 C 等药物无明显疗效。诊见：四肢、躯干及颈部皮肤散在大小不等之淡红色风疹块，瘙痒难忍，舌质淡红、苔薄黄，脉滑数。实验室检查：未见异常。西医诊断：急性荨麻疹。中医诊断：瘾疹，证属风寒外袭，内蕴湿热；治宜疏风解表，通腑泄热。方用防风通圣散加减。处方：麻黄 10g，荆芥 10g，防风 10g，薄荷（后下）6g，酒大黄 10g，芒硝 10g，生石膏（先煎）20g，黄芩 10g，当归 10g，白术 10g，滑石 20g，川芎 10g，连翘 10g，桔梗 10g，白芍 15g，甘草 6g。7 剂，每天 1 剂，水煎服，分早晚 2 次温服。嘱其忌食辛辣食物。自述服 4 剂后症状完全消失，为巩固疗效又服完 3 剂，随访 6 个月无复发。孙旭 . 防风通圣散加减治疗荨麻疹 42 例［J］. 中医杂志，2009，50（S1）：188—189.

徐氏用防风通圣颗粒治疗慢性荨麻疹 47 例。处方：甘草 6g，滑石 30g，桔梗 10g，黄芩 10g，生石膏 30g，芒硝 15g，酒大黄 15g，栀子 10g，白术 10g，炒白芍 10g，川芎 9g，当归 10g，薄荷 6g，麻黄 9g，连翘 10g，荆芥 9g，防风 10g。每日 1 剂，开水冲服，分 2 次服用。显效 19 例，有效 26 例，无效 2 例，总有效率 95.74%。徐永莉 . 防风通圣颗粒治疗慢性荨麻疹的应用效果研究［J］. 世界最新医学信息文摘，2018，18（31）：144—148.

6. 寻常性痤疮

尹氏等用防风通圣颗粒治疗寻常性痤疮 103 例。口服，1 次 3g，每日 3 次。痊愈 24 例，显效 50 例，有效 22 例，无效 7 例，总有效率 93.2%。尹爱群，刘玉菲，王美丹，等 . 防风通圣颗粒治疗寻常性痤疮临床观察［J］. 中西医结合心血管病电子杂志，2018，6（01）：167—168.

7. 湿疹

高氏等报道用防风通圣散加减治疗湿疹。患者女性，82 岁，2018 年 11 月 2 日初诊，因“皮肤湿疹 1 月余”入院。患者表情痛苦，体型羸瘦，1 月前开始出现皮肤瘙痒，现可见皮损处有粟粒大小的丘疹，基底潮红，由于搔抓，丘疹处可见渗出及小糜烂面，痒痛难忍，以四肢、臀部为甚，患者腹部明显膨隆，触诊有明显抵抗感，无压痛，口气重，口干，口苦，饮水多，纳差，眠差，二便尚调，舌红、苔黄，脉细滑，舌下静脉迂曲。西医诊断：湿疹；中医辨病：湿疮；中医辨证：湿热蕴结；治法：清热祛湿；

方药：防风通圣散加减。处方如下：生麻黄9g，荆芥9g，防风9g，薄荷9g，生大黄5g，生石膏30g，白芍15g，滑石30g，白蔻仁15g，甘草9g，厚朴15g，赤芍12g，桃仁12g，白术12g。7剂，每日1剂，水煎，早晚分服。2018年11月9日二诊：服药7剂后患者诉服药期间出现大便稀薄，且次数增多，感腹满症状减轻，痒痛感明显减轻，见皮损处颜色变暗，破溃面有结痂，效不更方，继服6剂。2018年11月15日三诊：服药6剂后患者诉痒痛消失，皮损处肤色基本正常，溃破部位已愈合，上述症状消失，饮食正常，纳眠可，二便正常。按原方再服7剂，随访未见复发。高霞，原松竹，司廷林．防风通圣散临床验案四例［J］．现代医学，2020，48（07）：888—891.

8. 疮毒

张氏报道用防风通圣散加减治疗疮毒。患者吴某，男，8岁，学生，2002年4月3日就诊。全身皮肤生疮，状如针尖样颗粒，色深红，疮顶抓破流脓液，奇臭难闻，痒痛难忍，曾用抗生素及抗过敏药物治疗无效，已逾期半月。大便干结，小便短黄，舌红、苔黄滑，脉滑数。证属湿热化毒，郁遏肌肤，热壅腑结，而发毒疮。治以宣散热毒，疏利二便。用防风通圣散加减：防风5g，荆芥5g，大黄5g，芒硝5g，苍术5g，桔梗5g，薄荷5g，麻黄3g，甘草3g，连翘6g，赤芍6g，黄芩6g，山栀子6g，金银花12g，薏苡仁12g，滑石15g、石膏15g。服5剂，疮消毒清。张寿华．防风通圣散临床运用举隅［J］．实用中西医结合临床，2004，4（06）：62.

9. 习惯性便秘

南氏等报道用防风通圣散加减治疗习惯性便秘1例。陈某，女，50岁，2005年5月15日初诊。患习惯性便秘2年，登厕努挣，大便干燥硬结如球状，每天排便需半小时之久。半年来靠用果导、开塞露等方可排便，近两个月来5～7天排便1次，今则虽用果导片亦不能通便。症见腹胀，腹痛，脘闷，心烦易怒，口苦而干，头昏目赤，舌红、少苔，脉滑数。证属热积胃肠，血虚肠燥，治宜通腑泻热，养血润肠通便。方用防风通圣散加减。处方：防风 10g，大黄 10g（后下），芒硝 10g（分冲），连翘 10g，黄芩 10g，栀子、当归 10g，白芍 10g，白术 15g，肉苁蓉 15g，桔梗 6g，川芎 6g，甘草 3g。每日 1 剂。水煎服。二诊：2 日后排便 1 次，大便变软。连服 10 剂，排便基本正常。前方减去大黄、芒硝，加用玄参 15g，生首乌 15g。续服 1 个月。随访 1 年，临床症状悉除。南万青，南万年．防风通圣散临床应用 4 则［J］．山西中医，2010，26（04）：33—34.

10. 产后发热

南氏等报道用防风通圣散加减治疗产后发热。患者罗某，女，23 岁，2005 年 1 月 5 日初诊。剖宫产术后发热 7 天。先后用头孢菌素类及喹诺酮类等抗生素，体温一直不退。血常规：WBC12.3×10^9/ L，N0.84。症见发热恶风，小便赤涩，大便秘结，3 日 1 次，多汗，恶露不尽，色褐臭秽，舌红有瘀斑、苔黄厚腻，脉数。此为产后外感风邪，内有热毒瘀血而致发热。治宜疏风清热解毒，通腑化瘀。方用防风通圣散加减，药用：石膏 30g，柴胡 15g，防风 10g，荆芥 10g，黄芩 10g，当归 10g，川芎 10g，连翘 10g，栀子 10g，滑石 10g，大黄 10g，薄荷 6g，白术 6g，桔梗 6g，甘草 3g。3 剂，每日 1 剂，水煎服。二诊：大便转稀，体温降为 37.5℃，宗原方再进 3 剂。三诊：体温降至正常，临床诸症基本消失。前方去大黄加益母草 10g，3 剂，带药出院。四诊：诉出院后体温正常，唯感头昏乏力。嘱服八珍益母丸以善后。南万青，南万年．防风通圣散临床应用 4 则［J］．山西中医，2010，26（04）：33—34.

（八）大柴胡汤

【文献出处】

《伤寒论》

【原文摘录】

太阳病，过经十余日，反二三下之，后四五日，柴胡证仍在者，先与小柴胡；呕不止，心下急，郁郁微烦者，为未解也，与大柴胡汤下之则愈。

大柴胡汤方

柴胡半斤　黄芩三两　芍药三两　半夏半升，洗　生姜五两，切　枳实四枚，炙　大枣十二枚，擘

上七味，以水一斗二升，煮取六升，去滓，再煎（取三升），温服一升，日三服。一方加大黄二两。若不加，恐不为大柴胡汤。

伤寒十余日，热结在里，复往来寒热者，与大柴胡汤。

伤寒发热，汗出不解，心中痞硬，呕吐而下利者，大柴胡汤主之。

【按语】

大柴胡汤出自《伤寒论》，原为治邪气未离少阳，又转入阳明，化热成实，里热亦甚，气机阻遏，腑气不通，少阳阳明合病而设，刘渡舟先生评本方为“仲景群方中开郁泄火之第一方”。历代医家多认为此方化裁自小柴胡汤，如徐灵胎《伤寒类方》认为大柴胡汤为“小柴胡去人参、甘草，加枳实、芍药、大黄，乃少阳、阳明合治之方也”；又如吴谦《医宗金鉴》亦指出：“柴胡证在，又复有里，故立少阳两解法也。以小柴胡汤加枳实、芍药者，仍解其外以和其内也。去参、草者，以里不虚。少加大黄，以泻结热。倍生姜者，因呕不止也。斯方也，柴胡得生姜之倍，解半表之功捷，枳、芍得大黄之少，攻半里之效徐，虽云下之，亦下中之和剂也。”大柴胡汤重用柴胡为君，配伍臣药黄芩和解清热，除少阳之邪；轻用大黄配伍枳实内泻阳明热结，行气消痞，亦为臣药；芍药柔肝缓急止痛，与大黄配伍治腹中实痛，与枳实配伍理气和血，除心下满痛；半夏和胃降逆，配伍生姜，以治呕逆不止，共为佐药；大枣功兼佐使，既调和脾胃，防寒下伤中，又合芍药酸甘化阴，防热邪入里伤阴。本方配伍体现了和解、攻下两法的结合运用，但以和解少阳为主，下法虽含小承气汤药法，但大黄用量减半，

并去厚朴，更有芍药、大枣之酸甘配伍，故泻下较缓。

部分医家将大柴胡汤视为攻下剂，并与承气汤类做比较，如《伤寒明理论》中称“大柴胡为下剂之缓也”;《金镜内台方议》中，许宗道列出三承气汤、抵挡汤、大陷胸汤等诸多下泄之剂，分述各方主治以做区分，其中也包括大柴胡汤。实际上，纵观大柴胡汤全方，系由小柴胡汤与小承气汤合方加减而成，以外解表邪为主，内泻阳明为辅。正如胡希恕先生所言：“邪热郁于少阳，虽经误下而里气未虚，故小柴胡汤去参草。心下急并未有腹满便硬，故小承气汤去泄满之厚朴，大黄减半为二两。本方虽可‘下之则愈’，但又不同于三承气汤之里实证，专行攻下急下。故大柴胡汤意在泻热行郁，导气下行为治。”《此事难知》论大柴胡汤证正处于“欲汗之则里已急，欲下之则表证仍在”之时，《金匮要略编注》评本方要义为“使上邪还从表出，内邪从下而出，轻圆活泼之妙耳”。本方集疏、清、通、降于一体，和解、泻下共用，以双出路放邪，可谓一举两得。现代临床应用举隅如下：

1. 带状疱疹

靳氏等报道用大柴胡汤加减治疗带状疱疹。患者，男，50 岁，右侧胸胁疼痛，自前胸向后背发展成条索状。经某院诊为“带状疱疹”，并予治疗无效。刻诊：患处刺痛，纳谷不香，大便干结，舌质红、苔黄，脉弦数。脉证合参，证属邪毒外犯少阳，里实热结。治宜外解少阳，内泻热结。方用大柴胡汤加减：柴胡 10g，黄芩 10g，白芍 10g，郁金 10g，枳实 5g，大黄 10g（后下），鸡血藤 30g，银花 10g，当归 10g，桃仁 10g，川楝子 10g。日 1 剂，水煎服。药进 4 剂，疼痛减轻，大便通畅，但患处水泡增多，前方减大黄为 5g。再服 4 剂，红斑消失，水泡吸收干枯，疼痛止，诸症消失而告瘥。靳小宁，王彦生．大柴胡汤治验两则［J］. 中国社区医师，2014，30（02）：109.

2. 湿疮

黄氏等报道用大柴胡汤治疗湿疮1例。黄某，男，47岁，2017年06月11日初诊，反复颜面皮肤红斑、瘙痒半月余。自服西药氯雷他定片症状好转，但症状反复，口干，口苦，喝水多，易饥饿，大便硬，小便黄，舌边红、苔黄厚腻，脉双关洪大有力。中医诊断：湿疮病。西医诊断：湿疹。方拟大柴胡汤：柴胡25g，黄芩25g，炙甘草15g，白芍20g，法半夏15g，枳实15g，大枣10g（擘），生姜10g，大黄6g（后下）。7剂，每日1剂，水煎内服，1日3次。二诊2017年06月18日，患者颜面皮肤红斑、瘙痒缓解，口干，喝水多，小便黄。守上方加入石膏35g（先煎），知母30g，党参15g，7剂。三诊2017年06月25日，患者脸部红斑基本消失，已无瘙痒。继续服用上方7剂。四诊2017年07月02日，电话随访，患者症状消失。黄文封，黄适，岳珍珍，等.黄适教授运用大柴胡汤验案4则［J］.四川中医，2019，37（04）：74—76.

3. 急性阑尾炎

林氏等报道用大柴胡汤加减治疗急性阑尾炎。患者林某某，男，36岁，1996年5月3日下午3时初诊。上午9时出现腹胀闷痛，自取胃痛散（不详）服后半小时，腹痛呈阵发性加重，并吐出胃内物1次，特来门诊求治，体检麦氏点压痛及反跳痛，急查血常规：白细胞12.1×10^9/L，中性0.89，淋巴0.11。B超提示：急性阑尾炎。建议手术治疗，患者拒绝而求于本科。刻下症如上述，大便二日未行，舌红、苔厚浊，脉弦滑稍数，取大柴胡汤加减方加蒲公英，先进2剂，便日行2～3次，诸症见瘥。续进3剂，犹如常人，再查血常规：白细胞9.6×10^9/L，中性0.69，淋巴0.25，嗜酸0.06，B超提示无异常发现，嘱续进5剂以巩固疗效。林建新，陈庆耀.大柴胡汤加减治疗急性阑尾炎43例［J］.福建中医药，1998，（03）：56.

4. 急性胰腺炎

徐氏等报道用大柴胡汤加减治疗急性胰腺炎。患者，男，37岁，因腹痛、腹胀，伴恶心呕吐 11 小时于 2009 年 8 月 7 日入院。患者 10 小时前进食脂肪餐及饮酒后出现上腹部疼痛，呈持续性，阵发性加剧，腰背部疼痛，腹胀，恶心呕吐，口干多饮，口苦，发热，大便不通，时有烦躁不安。查体：T38.0℃，BP100/60mmHg，急性病容，腹肌紧张，中上腹部压痛（+），反跳痛（+）。化验：血淀粉酶 562u/L（正常 35–140 u/L），尿淀粉酶 3768u/L（正常值 1 ～ 1000 u/L），血常规 WBC18.6×10^9/L，血糖 34.7mmol/L，尿常规蛋白质（+）、葡萄糖（++++）、酮体（+++）；胰腺 CT：胰腺体积明显增大，密度欠均匀，胰周脂肪间隙模糊，可见渗出影。入院诊断：急性胰腺炎，2 型糖尿病，糖尿病酮症酸中毒。给予禁食水，胃肠减压，常规给予奥曲肽、奥美拉唑、头孢他啶、甲硝唑、胰岛素等静脉滴注，补液及对症治疗。8 月 9 日患者腹痛加重，呈全腹剧痛，烦躁，四肢厥冷，皮肤苍白，仍未排大便。认为患者合并腹膜炎，且血糖明显升高，符合重症急性胰腺炎。配以中医治疗，证见脘腹疼痛，胀满痞硬拒按，烦躁口苦，小便短赤，舌暗、苔黄腻，脉弦数。证属肝胆湿热，壅滞中焦，以大柴胡汤为主方加减治疗。方药：柴胡 15g，黄芩 12g，大黄 15g（后下），枳实 12g，芒硝（冲服）9g，白芍 15g，川楝子 12g，木香 9g，延胡索 12g，厚朴 15g，黄连 10g，蒲公英 20g，金银花 20g。日 1 剂，水煎至 300mL，分 2 次鼻饲，服 2 剂后腹痛腹胀好转，排稀便 2 次。原方去芒硝，继服 2 剂，患者无不适感，可少量进水进食，化验血淀粉酶 83u/L，尿淀粉酶 626 u/L。巩固治疗 2 天，患者好转自动离院。徐广武，郭延臣．大柴胡汤加减治疗重症急性胰腺炎二例报告[J]．内蒙古医学杂志，2010，42（S1）：174—175.

5. 急性胆囊炎

周氏报道用加味大柴胡汤治疗急性胆囊炎 38 例。处方：大黄 10g，芍药 10g，黄芩 15g，柴胡 15g，枳实 15g，生姜 15g，法半夏 15g，金钱草 30g，茵陈 30g，甘草 6g，蒲公英 20g。腹痛者加延胡索 15g，头晕呕吐者加陈皮 10g，竹茹 10g。将中药予以煎汤服用，早晚各 1 次，连续服用 1 个月。痊愈28例，显效6例，有效3例，无效1例，总有效率97.37%。周美娟.加味大柴胡汤治疗急性胆囊炎（胆腑郁热证）的临床疗效［J］.世界复合医学，2020，6（02）：144—146.

6. 肾病综合征

鲍氏等报道用大柴胡汤加减治疗肾病综合征。患者，男，32岁，反复双下肢水肿7年余，2013年于南华附一就诊，诊断为"肾病综合征"，未行肾活检检查，经对症治疗后，症状好转出院，期间症状多次复发，曾于多医院就诊，现双下肢水肿，双膝关节以下肿甚，按之凹陷，神疲乏力，胸闷气短，动则尤甚，腰背酸胀，偶有双膝关节疼痛，口干多饮，精神差，夜寐欠佳，尿频，夜尿3～4次/晚，大便可。西医诊断为肾病综合征，中医诊断为水肿，脾肾亏虚，水湿泛溢。治以健脾祛湿，通腑泄浊。药用：柴胡24g，黄芩10g，枳实30g，法半夏15g，苍术20g，黄柏30g，白芍30g，熟大黄20g，薏苡仁30g，水蛭10g，牛膝20g，僵蚕15g，白茅根30g，车前子30g，丝瓜络10g，大枣5枚。日1剂，煎取500mL，分早晚温服，连服7剂。服后诸症均明显好转。鲍清辉，黄新艳.大柴胡汤治疗肾脏病医案3则［J］.光明中医，2021，36（04）：634—635.

7. 尿毒症合并便秘

邓氏等报道用大柴胡汤加减治疗尿毒症合并便秘。患者李某某，男，84岁。原籍东北常年居住衡阳市，2017年6月12日就诊。患者因右股骨颈骨折并发热、便秘两天入院。两天前，患者不慎摔伤致右侧股骨颈骨折，出现发热，腹胀腹痛，恶心呕吐，纳差，大便难等症状，既往有不完全性肠梗阻、慢性胆囊炎病史，予以西医对症治疗、中药灌肠及结肠透析等治疗，症状未得改善。入院症见：腹部胀满疼痛，按则加剧，呃逆频频，口干口苦，大便3日未解，舌紫暗、苔黄腻，脉弦滑。予以大柴胡汤加减：柴胡30g，黄芩15g，法半夏15g，枳实30g，白芍30g，厚朴10g，生大黄10g，生石膏30g，连翘30g，桃仁10g，骨碎补20g，生姜5片，大枣10枚。日服1剂，分3次服。服药3次后，即解大便半盆，体温下降，腹部胀满疼痛明显缓解。邓艺雄，黄新艳．黄新艳教授应用大柴胡汤的临床经验［J］．中国中医药现代远程教育，2020，18（05）：39—41.

8. 小儿食积发热

胡氏报道用大柴胡汤治疗小儿食积发热48例。处方：柴胡10g，黄芩10g，半夏10g，枳实10g，白芍10g，大黄6g，大枣5枚，生姜4片。加水600mL浸泡30分钟后，大火煎药，取药液120mL，加300mL水复煎，再取120mL药液，与第1次药液混合。药量据患儿年龄大小及病情轻重增减，1次30～70mL口服，每日2～3次，连续服用7天。不能口服的患儿，用大柴胡汤灌肠保留。显效28例，有效16例，无效4例，总有效率91.67%。胡明生．大柴胡汤治疗小儿食积发热的临床疗效分析［J］．海峡药学，2019，31（06）：238—239.

（九）凉膈散

【文献出处】

《太平惠民和剂局方》

【原文摘录】

凉膈散治大人、小儿腑脏积热，烦躁多渴，面热头昏，唇焦咽燥，舌肿喉闭，目赤鼻衄，颔颊结硬，口舌生疮，痰实不利，涕唾稠黏，睡卧不宁，谵语狂妄，肠胃燥涩，便溺秘结，一切风壅，并宜服之。

川大黄　朴硝　甘草爁，各二十两　山栀子仁　薄荷叶去梗　黄芩各十两　连翘二斤半

上粗末。每二钱，水一盏，入竹叶七片、蜜少许，煎至七分去滓，食后温服。小儿可服半钱，更随岁数加减服之，得利下住服。

【按语】

凉膈散又名连翘饮子，由调胃承气汤化裁而成，针对上焦郁热，中焦

燥实而设,《医方集解》称本方为“上中二焦泻火药”。《成方便读》分析其方义曰:“若火之散漫者，或在里，或在表，皆可清之、散之而愈。如挟有形之物，结而不散者，非去其结则病终不痊。故以大黄、芒硝之荡涤下行者，去其结而逐其热。然恐结邪虽去，尚有浮游之火，散漫上、中，故以黄芩、薄荷、竹叶清彻上、中之火。连翘解散经络中之余火，栀子自上而下，引火邪屈曲下行。如是则有形、无形、上下、表里诸邪，悉从解散。用甘草、生蜜者，病在膈，甘以缓之也。”

现代《方剂学》分析更为贴切:“方中重用连翘清热解毒，配栀子、黄芩以清热泻火，又配薄荷、竹叶以清疏肺、胃、心胸之热；胃热伤津而腑实证尚未全具，不宜峻攻，方中芒硝、大黄与甘草、白蜜同用，既能缓和硝、黄之急下，更利于中焦热邪之清涤，又能解热毒、存胃津、润燥结，使火热之邪，假阳明为出路，体现了以下为清之法。”

凉膈散证属上有无形之邪热，中有有形之积滞，故用清上泻下并举之法治之。本方证因郁而生热，故用薄荷叶、竹叶等轻清疏散之品以宣透热邪，亦合《内经》“火郁发之”之义；而用大黄、朴硝除攻下积滞外，更有借阳明为出路，施以泻代清之法，泻上焦郁热之义，故《医略六书》评本方曰:“此釜底抽薪之法，为火壅热闭之专方。”现代临床应用举隅如下:

1. 支气管肺炎

姜氏报道用凉膈散加减治疗支气管肺炎。患者刘某，男，10岁，1994年11月6日初诊。发热，咳嗽，气急，咯痰1周。患儿近1周来恶寒发热，汗少，咳嗽气急，咯吐黄色稠痰，痰中带有血丝，咳引胸痛，口渴喜饮，腹胀纳呆，大便干结，小便短赤，舌红、苔黄，脉滑数。检查：T39.2℃，P100次/分，R26次/分，右肺闻及干湿性啰音。胸片示：支气管肺炎。血检：WBC200×10^9/L，N0.82，L0.18。诊断为支气管肺炎。证属风温闭肺，热扰胸膈。治以解毒化痰，通腑泄热。处方：大黄10g（后下），板蓝根10g，炒黄芩10g，连翘10g，杏仁10g，白茅根10g，芒硝4g（兑服），炙麻黄 4g，生石膏 30g（先煎），甘草 2g。水煎服，日 1 剂。2 剂后，汗出热退，转矢气，续服 3 剂，大便通畅，小便自利，痰量减少，胸痛缓解，再用原方 3 剂，咳止痰消，而后以润养肺胃善后。2 周后复查，血象正常。胸透肺部阴影消失。姜润林．凉膈散临床应用举隅［J］．实用中医药杂志，2000（07）：40.

2. 小儿口疮

陈氏报道用凉膈散治疗口疮。患者张某，女，2 岁，因发热三天在门诊予肌注林可霉素及口服退热剂后，发热退。遂出现口腔、舌黏膜糜烂，散在浅小溃疡，已经锡类散、西瓜霜等治疗 5 天，无明显效果，遂来余处就诊。症见口舌糜烂，张口困难，流涎，口渴烦躁，大便秘结，舌苔黄厚、脉滑数。证属邪热炽盛，心胃受灼，因口服汤剂不合作，遂以凉膈散 30g，煎水 100mL，分上下午各 1 次保留灌肠，并用细辛末 lg 敷脐，每日更换 1 次，经治两天，口渴烦躁消失，大便通畅。2 ～ 3 次 / 日，连续治疗 3 天，口疮完全消失。陈建明．凉膈散在儿科临床应用的体会［J］．黑龙江中医药，1996（03）：23.

包氏报道用凉膈散加减治疗小儿口疮 1 例。范某，男，3 岁，2013 年 4 月 18 日初诊。家长诉患儿满口口疮，发热，疼痛拒食，烦躁多啼，哭闹不安，在个体诊所输液及服药治疗 3 天无效，遂来我院。查体：T38.5℃，患儿口腔颊黏膜内及咽峡部、舌上多处出现溃疡糜烂，周围红肿，口臭多涎及齿龈红肿，大便四五日未行，小便黄少，舌质红、苔黄厚且干燥，脉滑数。中医诊断为口疮，证属心脾积热，治以清热解毒、通腑泻火。处方：黄芩 6g，连翘 10g，栀子 6g，黄连 4.5g，大黄 6g（后下），芒硝 6g（冲），竹叶 4.5g，薄荷 4.5g（后下），蜂蜜 15mL（兑入），甘草 6g，金银花 10g，石膏 15g，通草 4.5g。2 剂，每日 1 剂，水煎服，每次 150mL，每日 3 次，嘱多饮水，忌食辛辣。4 月 21 日复诊，口腔颊黏膜及舌面溃疡变小，疡面上淡黄色脓性分泌物明显减少，周围红肿缩小，齿龈红肿也明显减轻，其母诉其服 1 剂后排出大便较硬且量少，继服 1 剂后，大便质软，小便淡黄，热退，疼痛减轻，食欲差。遂以上方减大黄、芒硝、蜂蜜、石膏、通草，加生地黄 10g，焦山楂 10g，焦麦芽 10g。2 剂，服法同前。4 月 25 日三诊，患儿口腔溃疡愈合，舌淡、苔薄白，饮食增加，局部无不适感，嘱患儿注意口腔卫生，忌辛辣刺激食品，半年后随访无复发。包彦军 . 凉膈散加减治疗心脾积热型小儿口疮 28 例疗效观察［J］. 中医儿科杂志，2014，10（02）：43—44.

3. 银屑病

周氏等报道用凉膈散化裁治疗银屑病。患者，男，44 岁，2010 年 9 月 3 日初诊。主诉：一个月前，上身起红色丘疹，在某医院误诊为玫瑰糠疹，涂外用药膏，越来越重，现来我中医门诊求治。现症：前胸、上肢均散在红色丘疹，上覆银白色鳞屑，瘙痒，薄膜现象及点状出血征阳性，身热口渴，口舌生疮，大便干结；舌质红、苔黄，脉滑数。西医诊断：银屑病。中医诊断：白疕。辨证：邪郁上中二焦。治法：泻火通便，清上泄下，凉血消斑。方药：凉膈散加减。药用：生大黄 10g，芒硝 10g（冲服），生甘草 5g，栀子 10g，黄芩 10g，连翘 20g，生槐花 20g，白鲜皮 10g，土伏苓 10g，生地黄 15g。5 剂，水煎服，每天 2 次。外涂润肤止痒膏（当归、何首乌、白芍、连翘、土茯苓、白鲜皮、苦参、刺蒺藜、地肤子、蛇床子等量，粉碎过筛，白凡士林为基质，调成 20% 软膏），每天 2 次。9 月 8 日二诊，身热口渴减轻，大便通畅，丘疹稍有消退，但仍有新生丘疹。上方去芒硝，7 剂，继续口服。外用药同前。9 月 15 日三诊，身热退，口渴消，无新生丘疹，瘙痒明显减轻。大黄减为 5g，7 剂，继续口服。外用药同前。9 月 22 日四诊，丘疹大部分消退。上方去大黄，又服 14 剂，诸症悉除。周宝宽，周探 . 凉膈散化裁治疗皮肤病验案 4 则［J］. 广西中医学院学报，2012，15（01）：25—26.

4. 急性中风并发便秘

刘氏用凉膈散加减治疗急性中风并发便秘 61 例。处方：生大黄 20g，芒硝10g，生甘草10g，连翘25g，黄芩15g，栀子12g，薄荷10g。痰多者加菖蒲10g，半夏10g；热重者再加栀子12g；阴亏者加麦冬15g，沙参15g；肝风躁动者加石决明30g，每天1剂，加水1000mL，浸泡30分钟，煎取400mL，分早晚2次口服，每次200mL，连续治疗14天为1疗程。痊愈17例，显效34例，有效6例，无效4例，总有效率为93.4%。刘海波．凉膈散加减治疗急性中风并发便秘症61例[J]．中国中医药现代远程教育，2013，11（11）：34—35.

5. 小儿癫痫

唐氏报道用凉膈散加减治疗小儿癫痫1例。张某某，男，6岁，2008年1月1日初诊。主诉：左侧肢体抽搐伴意识不清4天。患儿于2007年12月26日夜间，无明显诱因出现左侧肢体抽搐，伴意识丧失，口吐涎沫，喉中痰鸣，持续约数分钟，无高热，无二便失禁，发作后疲乏、嗜睡。就诊于我院，查24小时动态脑电图示：儿童异常脑电图。时患儿精神尚可，无明显不适，纳尚可，寐安，便调。舌红、苔薄黄，脉弦滑。G_1P_1（足月剖宫产），既往有高热惊厥史，无家族史。中医诊断：痫症，证属痰痫。予熄风胶囊（院内制剂）、涤痰汤等药治疗后，患儿约三个月发作1次，症状表现基本同前。2008年9月14日复诊：患儿自7月25日起，约一个月发作1次，且本周内发作3次，均于夜寐时发作。症见：左侧肢体抽搐，口吐涎沫，双目斜视，伴意识丧失，持续约2分钟，自行缓解后思睡。平素易激惹，纳差，大便干。舌红、苔黄厚，脉滑。证属热痫，治以清热泻火，息风止痉之法。予凉膈散加减：黄芩12g，连翘12g，大黄5g，甘草6g，生栀子10g，黄连6g，薄荷6g（后下），银花15g，淡豆豉10g，水牛角粉6g（冲服），柴胡15g，赤芍10g，荆芥穗10g，丹皮10g，生石膏30g，知母10g，钩藤15g，僵蚕10g，乌梢蛇6g。7剂。2008年9月21日三诊：药后症状未作，无明显不适，舌淡红、苔黄腻，脉滑。查MRI示：右侧脑室颞角扩张；右侧颞区局部脑沟增宽。上方加紫河车6g，守方加减治疗半年余。

2009年3月17日四诊：患儿药后半年余未再发作，近日偶觉鼻塞，少涕，咽痛，纳可便调。舌淡红、苔白厚，脉平。继服凉膈散加减治疗。患儿服药至今，病情控制良好，且脾气较前改善，癫痫未再发作。唐温.马融运用凉膈散辨治小儿癫痫验案举隅[J].江西中医药，2012，43(04)：21—22.

6. 高热惊厥

孙氏等报道用凉膈散加减治疗高热惊厥。患者王某某，男，4岁，两天前因贪食豌豆，又感外邪，傍晚突发高热，烦躁不安，至夜即发惊搐，翌晨来院急诊。证见高热(40.6℃)，神志不清，抽搐频作，牙关紧闭，脘腹胀满，痰鸣气粗，小便短赤，大便二日未解，舌质红、苔薄黄，脉象滑数。证属痰热积滞壅塞于中，气机升降失司，致邪热上而不下，侵肝犯脑，以成惊厥，治用凉膈散加减。处方：薄荷3g，连翘10g，山栀6g，大黄6g(后下)，黄芩6g，钩藤10g，全蝎5g，石决明15g(先煎)，蜂蜜20g。1剂水煎，分3次灌服，服后约两小时许，大便通泻2次，泻下物如痰浊样，并挟有未消化的豌豆残渣，泻后高热迅速减退，惊搐停止，神志转清。宗原方去大黄，又服二剂告愈。孙小琴，姜润林.凉膈散加减治疗高热惊厥验案[J].内蒙古中医药，2011，30(23)：58.

姜氏报道用凉膈散加减治疗高热惊厥1例。周某，男，2岁。1997年7月1日初诊，发热3天伴抽搐。患儿3天前因感冒高热曾予林可霉素、小儿感冒冲剂等治疗，药后症状稍缓，次日下午身热复起，突发抽风。诊见：发热汗不出，时作惊怵，面红目赤，胸腹胀满，大便热臭，咳嗽呕恶痰沫，小便黄赤，舌红、苔黄薄腻，脉弦数。检查：T40℃，心肺(–)，颈软，腹胀，NS(–)，诊断为上呼吸道感染，高热惊厥。证属风热外袭，痰滞壅膈。治以清热导滞，息风止痉。处方：大黄6g(后下)，薄荷6g(后下)，菊花6g，山栀10g，连翘10g，豆豉10g，黄芩10g，钩藤10g(后下)，枳壳10g，水煎服，日1剂。上方服2剂，解秽便3次，热降怵止，腹胀显减，原方稍事出入善后。姜润林.凉膈散临床应用举隅[J].实用中医药杂志，2000(07)：40.

（十）五苓散

【文献出处】

《伤寒论》

【原文摘录】

太阳病，发汗后，大汗出，胃中干，烦躁不得眠，欲得饮水者，少少与饮之，令胃气和则愈。若脉浮，小便不利，微热消渴者，五苓散主之。

五苓散方

猪苓十八铢，去皮　泽泻一两六铢　白术十八铢　茯苓十八铢　桂枝半两，去皮

上五味，捣为散，以白饮和服方寸匕，日三服。多饮暖水，汗出愈，如法将息。

【按语】

五苓散出自《伤寒论》，原治太阳表邪不解，内传太阳之腑，以致膀胱气化不利，遂成太阳经腑同病之蓄水证，治当急利小便，兼化气解表。《伤寒缵论》称其为“逐内外水饮之首剂”，《退思集类方歌注》称其为“利水之祖方”。《医宗金鉴·删补名医方论》分析其方义曰：“君泽泻之咸寒，咸走水府，寒胜热邪。佐二苓之淡渗，通调水道，下输膀胱，并泻水热也。用白术之燥湿，健脾助土，为之堤防以制水也。用桂之辛温，宣通阳气，蒸化三焦以行水也。泽泻得二苓下降，利水之功倍，小便利而水不蓄矣。白术须桂上升，通阳之效捷，气腾津化渴自止也……是此方不止治停水小便不利之里，而犹解停水发热之表也。”《成方切用》评价本方立意为：“邪在上焦，而治在下焦者，使浊阴出下窍，而清阳之在上窍者，自能宣化矣。”

此外，后世医家对五苓散方中桂枝的去留还颇有争议，如李东垣曰：“无恶寒证，不可用桂。”《丹溪心法》则去桂枝而为四苓散。《医方论》中

曰："若重阴生阳，积湿化热，便当加清利之药，并桂枝亦不可用矣。"对此，《伤寒缵论》中曰："欲兼汗表，必用桂枝，专用利水，则宜肉桂，妙用全在乎此。若以其辛热而去之，则何能疏肝伐肾，通津利水乎？"《医通祖方》中曰："况有去桂而用四苓者，曷知此方全赖桂之辛温，则术不至壅满。"《杂病源流犀烛》中曰："助脾扶火之剂，最妙是五苓散。肉桂以益火，火暖则水流。"均以强调五苓散中桂枝的重要作用。

《内经》曰："膀胱者，州都之官，津液藏焉，气化则能出矣。"五苓散选药精练，五味合方，助膀胱气化，放水饮出路，内逐水饮，外解表邪，去旧生新，诸证皆愈。现代临床应用举隅如下：

1. 中暑

张氏等报道用五苓散加减治疗中暑。患者刘某，男，28岁，建筑工人。2017年7月13日10：00初诊，烈日高温下作业一个小时后，汗出如雨，头昏眼花，昏厥倒地，呼之不应，由同事呼120来急诊，在救护车上渐渐苏醒。刻下症见：面色苍白，汗出湿衣，头昏疲乏，恶心欲吐，口渴思饮，四肢阵发性拘急疼痛，身热，体温37.8℃，早上7点后未解小便，手足厥冷，舌淡红、苔薄白，脉沉细数。血压：105/68mmHg，血常规：白细胞计数（WBC）：14×10^9/L，中性粒细胞百分比（N）：56%，血红蛋白（HBG）：150g/L，高敏C反应蛋白（HsCRP）：5mg/L。生化：血钾（K）：3.05mmol/L，血钠（Na）：133mmol/L，尿素氮（BUN）：9.8mmol/L，肌酐（Scr）：185ummol/L，天冬氨酸氨基转移酶（AST）：65U/L，丙氨酸氨基转移酶（ALT）：60U/L，肌酸激酶（CK）：940U/L，乳酸脱氢酶（LDH）：524U/L。中医诊断为阳暑，辨证为暑热伤人，耗损阳气，气不化津。治宜通阳化气以滋津液。予五苓散加附子：桂枝5g，肉桂10g，泽泻30g，白术20g，茯苓20g，猪苓20g，附子15g。免煎颗粒，温水冲服，1剂分2次服，多饮暖水，以微微出汗为宜。西医予降温、补充水分和电解质。13：00患者体温37.2℃，面色转红润，精神转佳，头昏渐轻，口渴缓解，四肢无拘急，手足温，解尿约

400mL，第二天稍感疲乏，余症皆除，复查血常规和生化无明显异常，出院后予生脉散益气养阴善后。张滨滨．五苓散急症应用举隅［J］．浙江中西医结合杂志，2019，39（03）：220—222.

2. 荨麻疹

司氏报道用五苓散合玉屏风散加减治疗荨麻疹。患者李某某，女，24岁，初诊：1984年5月24日。风疹块反复发作已三月余。初起因淋雨后，发现皮肤起风团，其后遇冷水或冷风后，暴露部位起风团，晨起犹剧。自觉瘙痒较剧，得热稍缓。曾用地塞米松、赛庚啶、氯化钙等西药治疗无效。近周来发作次数增加，并伴胃脘疼痛，喜温喜按，便溏稀水。检：面色皖白，全身遍发黄豆至鸡蛋大小风团，色淡白，压之无血色，以手足背面明显。苔白腻，脉濡细。大便未检出虫卵。证属寒湿内蕴，表卫失固。治拟温化寒湿，益气健脾，实卫固表。五苓散合玉屏风散增损。茯苓20g，土炒白术15g，黄芪20g，桂枝10g，泽泻10g，防风10g，炙甘草5g，干姜10g，白鲜皮30g。嘱注意防寒保暖，5剂药后，皮疹较前明显减少，便溏好转。尚有瘙痒，前方酌加蜂房12g。再进5剂，诸症告瘥。司在和．五苓散治疗皮肤病验案举隅［J］．黑龙江中医药，1990（01）：19—20.

3. 带状疱疹

钟氏等报道用五苓散加味治疗带状疱疹。患者，女，58岁，2010年12月20日初诊。主诉：右侧颈、背部疼痛，起疱疹3天。查体可见大量密集分布的红色疱疹，疱疹基底部发红，疱壁紧张发亮，灼热刺痛，以致夜不能眠，大便干结、小便黄，舌质红、苔腻，脉滑。诊断：带状疱疹。中医辨证属湿热蕴结皮肤，治以清利湿热，方用五苓散加味：猪苓9g，泽泻18g，白术9g，茯苓9g，桂枝6g，柴胡12g，黄芩12g，连翘18g，生地12g，延胡索12g，甘草3g。水煎服，日1剂。次日患者就自觉疼痛明显减轻，疱疹颜色变暗，能正常睡眠，上述治疗3天后疱疹便逐渐萎缩结痂，5～7天痂壳脱落，10天后疼痛消失。随访3个月，无后遗神经痛发生。

钟道利，蒋继平．五苓散加味治疗带状疱疹临床体会［J］．中国社区医师（医学专业），2011，13（24）：173.

4. 暑湿困脾

刘氏报道用五苓散加减治疗暑湿困脾证1例。张某某，男，29岁。平时体壮，时值暑天外出遇雷雨，隔日则见壮热烦渴，汗多溺短，脘痞身重，舌苔黄腻，脉洪大，即服西药APC和白虎汤2剂后，热退，但仍感心烦、口渴、汗多、小便不利、身重，诊其溺黄，舌苔白腻，脉滑数，分析脉症，此乃感暑湿之邪，服用白虎汤后暑热虽去，但湿邪留恋，阻碍气机，以致气不化水而出现以上诸症。治当化气行水，清热利湿。处方：茯苓30g，猪苓15g，泽泻12g，白术12g，桂枝8g，六一散10g，扁豆10g，荷叶半张。3剂后诸症全消。刘静仪．五苓散临床运用［J］．四川中医，2001，19（10）：76.

5. 泌乳症

周氏等报道用五苓散加减治疗乳房胀满。患者李某珍，女，39岁。已婚，发病时未在妊娠期及哺乳期，于2017年2月28日初诊。现病史：患者双侧乳房胀满一个月。自诉一个月前无明显诱因出现双侧乳房胀满，无疼痛，可挤出清稀透明样液体，无鲜血流出，无红肿，无腰酸乏力，无自汗出，纳寐可，二便调。遂到广西医科大学第一附属医院就诊，查性激素六项未见异常，未予处理。其后到当地医院就诊，再次查性激素六项：FSH：6.33mIU/mL，LH：6.55mIU/mL，PRL：137.11μIU/mL，EST：0.29ng/mL，E2：37.1pg/mL，PROG：0.27ng/mL，均正常，乳腺彩超未见异常。为求中医治疗，患者遂至我院肝病二区门诊就诊，刻下：双侧乳房胀满，无疼痛，可挤出清稀透明样液体，口干欲饮，晨起口苦，无腰酸乏力，无自汗出，纳寐可，二便调。查体：有神，形体肥胖，双侧乳房软，乳头正常，未见破溃，未扪及包块，无触痛，挤压可见乳头渗出清稀透明样液体，未见脓血。舌质淡红、舌体胖大、苔白润，脉沉细。既往史：无特殊。月经史：初潮14岁，28～30天一行，经期5～7天。中医诊断：泌乳症；

中医辨证：蓄水证。黄古叶教授予五苓散方加减，处方：泽泻 10g，猪苓 10g，白术 10g，茯苓 20g，桂枝 12g，柴胡 12g，川芎 12g。制成免煎颗粒，14 剂，每日 1 剂，每次开水冲 150mL，分早晚两次温服。患者连服 14 剂，上述症状均除。随访两月，患者述乳房胀满等症状已消失，双侧乳房未见异常分泌物。周诗澜，黄古叶，李苗，等．黄古叶教授运用五苓散治疗泌乳症临床经验［J］．亚太传统医药，2019，15（01）：106—107.

6. 黄斑水肿

袁氏等报道用五苓散加减治疗黄斑水肿。王某，男，55 岁。2018 年 7 月 26 日初诊。主诉右眼视物模糊 10 天。10 天前患者无明显原因出现右眼视物模糊，遂到某西医院就医，确诊为右眼孔源性视网膜脱离，并行右眼视网膜脱离修复术，术后常规抗感染治疗。为寻求中西医结合治疗，遂来就诊。专科检查：右眼视力 0.06，眼底视网膜可见裂孔封闭，裂孔位于手术嵴上，视网膜水肿。西医诊断：右眼视网膜脱离术后（黄斑水肿）；中医诊断：右眼视衣脱离术后（脾虚湿盛）。予五苓散加减以健脾除湿。处方：泽泻 15g，猪苓 10g，茯苓 15g，白术 12g，桂枝 5g，车前子 25g，枸杞子 10g，决明子 10g，茺蔚子 10g，葶苈子 15g，川牛膝 10g，丹参 15g，甘草 5g。10 剂，水煎服，分早晚 2 次温服。8 月 10 日复诊，患者诉右眼视力提高。专科检查：右眼视力 0.2，OCT 检查示视网膜下积液减少，水肿减轻。继续服用上方。于 9 月 2 日电话回访，患者诉右眼视力 0.5，视网膜水肿消失。袁晨，孙天晓，谢学军．浅谈五苓散在眼科的应用［J］．中国中医眼科杂志，2019，29（06）：468—471.

7. 关节腔积液

梁氏等报道用五苓散加减治疗关节腔积液。患者李某，女，55 岁，2013 年 12 月就诊。患者就诊时自述左腿膝关节疼痛，肿胀，活动受限。B 超检查显示膝关节积水。治疗用猪苓 12g，白术 12g，泽泻 15g，茯苓 15g，桂枝 10g，麻黄 10g，木瓜 15g，寄生 15g，三七 3g（冲），枳壳 12g。每日

1剂，水煎分2次服。治疗十余天，疼痛肿胀均减轻，后以五苓散治疗，每次5g，每日2次，冲服。月余。临床获愈。梁淑媛，樊颖生．五苓散的临床新用［J］.世界最新医学信息文摘，2015，15（91）：118—119.

8. 眩晕

何氏等报道用五苓散加减治疗眩晕。患者张某，女，45岁，2005年11月20日初诊。患者述眩晕反复发作5年，每年发作二三次，发作时突然感觉房子地面及其他物体旋转，身体不能动，不能睁眼，闭目平卧稍好转。5年前，西医诊断为美尼埃病，本次因两天前受凉后晚上突发本病。就诊时仍眩晕，视物旋转，阵性恶心、呕吐，不能进食，水入即吐，面色苍白，头目眩晕，语声低微，精神差，闭目伏案，舌苔白腻、舌质淡胖，脉濡细滑。辨证：脾肾阳虚，湿饮内停中焦，逆犯巅顶阻遏清阳致眩晕。治法：化气行水、降逆止呕。处方：茯苓20g，猪苓15g，泽泻30g，白术15g，桂枝15g，苏梗10g，生姜10g，法半夏10g，枳壳10g，石菖蒲10g。3剂。11月24日复诊：患者述服上方两次后眩晕呕吐减轻，服完3剂后仅存轻微头晕、恶心，可少量进食，精神气色好转。舌苔变为薄白腻、舌质淡胖。处方：茯苓20g，法半夏15g，白术15g，猪苓15g，泽泻30g，桂枝10g，厚朴10g，枳壳10g。3剂。11月28日三诊：患者述以上诸症消失，纳差。舌苔薄白、舌质淡，脉濡。处方：黄芪25g，党参15g，白术15g，陈皮10g，茯苓15g，甘草6g，泽泻30g，桂枝10g，猪苓15g。3剂，以调善其后，随访两年未复发。何成莲．五苓散的临床运用［J］.四川中医，2009，27（01）：123—124.

9. 幽门梗阻

金氏报道用五苓散加味治疗幽门梗阻1例。某，男，14岁，患者恶心呕吐，口渴，欲饮水，水入即吐，心下痞满，无发热恶寒，舌质淡、苔白滑。时值夏日，患者平素喜凉饮，胃镜诊断为幽门梗阻，中医辨证属中焦气化不利。方用五苓散加味：泽泻15g，猪苓10g，茯苓15g，白术10g，桂枝10g，姜半夏6g，生姜3片。嘱服3剂，1剂后症状基本消失，3剂而愈。金汝真，余仁欢.五苓散的临床应用体会［J］.北京中医药，2011，30（05）：366—367.

（十一）茯苓皮汤

【文献出处】

《温病条辨》

【原文摘录】

吸受秽湿，三焦分布，热蒸头胀，身痛呕逆，小便不通，神识昏迷，舌白，渴不多饮，先宜芳香通神利窍，安宫牛黄丸；续用淡渗分消浊湿，茯苓皮汤。

按：此证表里、经络、脏腑、三焦俱为湿热所困，最畏内闭外脱。故急以牛黄丸宣窍清热而护神明。但牛黄丸不能利湿分消，故继以茯苓皮汤。

茯苓皮汤（淡渗兼微辛微凉法）

茯苓皮五钱　生薏仁五钱　猪苓三钱　大腹皮三钱　白通草三钱　淡竹叶二钱

水八杯，煮取三杯，分三次服。

【按语】

茯苓皮汤最早见于《临证指南医案》，为治"吸受秽邪，募原先病，呕逆，邪气分布，营卫皆受，遂热蒸头胀，身痛经旬，神识昏迷，小水不通，上中下三焦交病，舌白，渴不多饮"之证所制，但书中仅录其方，未命方名。

本方证属湿热蕴结三焦，上蒙心包，中困脾胃，下阻膀胱。以淡竹叶、白通草甘淡微寒，合用宣通上焦；大腹皮辛而微温，理气化湿，生薏仁甘淡而凉，健脾渗湿，合用运化中焦；茯苓皮、猪苓甘淡而平，利水渗湿，合用渗利下焦，药虽六味，但轻清宣散，分消三焦湿热从小便而出。此外，湿热蒙蔽清窍，常伴有神志不清的症状，故用茯苓皮汤常合开窍醒神之剂。

吴鞠通取用此方并加以发挥，收录于《温病条辨》，命名为茯苓皮汤，为吴氏治湿热秽邪弥漫三焦，表里俱病，小便不通，神志昏迷而设，急以安宫牛黄丸清热开窍以治其标，继以茯苓皮汤通利水道，使湿热秽邪由小便而去，以奏放邪出路之效。前贤有云："治湿不利小便非其治也。"殆即此意。现代临床应用举隅如下：

1. 尿路感染

魏氏用茯苓皮汤加味治疗湿热下注型尿路感染22例。处方：茯苓皮15g，薏苡仁15g，猪苓10g，大腹皮10g，白通草10g，淡竹叶6g，白术15g，益智仁6g。用水1升，煮取200mL，每剂煎200mL，分两次服，每日早8点以及下午4点各服用100mL，疗程7天。治愈16例，好转6例，总有效率为100%。魏涛．加味茯苓皮汤治疗湿热下注型尿路感染疗效观察［J］. 医药前沿，2014（06）：366—367.

2. 肾病综合征

茆氏等报道用茯苓皮汤加减治疗肾病综合征。患者，男，43岁，2018年7月10日就诊。患者诉3月前体检发现尿蛋白3+，偶有腰部酸困，乏力，尿中大量泡沫症状。就诊于某医科大学总医院，行肾穿刺后诊断为肾病综合征（膜性肾病）、低蛋白血症，给予对症治疗，建议激素冲击治疗，患者拒绝。出院后于当地诊所口服中药汤剂治疗，半月后上述症状改善不明显。10天前因工作劳累后出现明显腰酸困、乏力，双下肢凹陷性水肿（++），尿中大量泡沫，头昏，汗多油腻，口中黏腻、口苦，食纳可，睡眠调，大便溏，舌质暗红、苔黄厚略腻，脉沉滑。7月6日复查尿常规：尿蛋白（++），隐血（+）。诊断：水肿，证属湿热郁阻下焦，治宜渗湿泄热，方选茯苓皮汤加减，处方：茯苓皮10g，生薏苡仁30g，猪苓12g，通草10g，淡竹叶10g，大腹皮6g，泽泻10g，法半夏6g，陈皮12g，滑石20g（先煎），厚朴10g，石菖蒲15g，郁金10g，炒白术10g，白蔻仁15g，生甘草

6g。7剂，水煎服，每日1剂，早晚分服，嘱患者注意休息，预防感冒，清淡饮食。2018年7月17日二诊：患者诉服药后双下肢水肿明显减轻，晨起略明显，无腰酸困、乏力，尿中泡沫较前减少，仍有口苦，无口中黏腻，食纳可，睡眠调，大便不成形，舌质红、苔白腻，脉滑数。继用上方去大腹皮，加茵陈12g，黄芩10g，车前子10g（包煎）。7剂，用法同前，嘱患者注意休息，预防感冒，清淡饮食。7月24日三诊：患者诉服药后双下肢水肿消失，无口苦，尿中泡沫较前明显减少，大便正常。继用上方，7剂，用法同前，嘱患者注意休息，预防感冒，清淡饮食。三诊2月后随访，双下肢水肿消退，复查尿常规正常，建议患者定期复查尿常规、肾功能，注意休息，预防感冒。茆春阳，牛阳，杜燕.浅析温病祛湿三方在脾胃湿热证中的运用[J].宁夏医科大学学报，2020，42（03）：316—320.

3. 湿热证

张震主任医师治疗湿热内蕴或留连等证。认为宜用渗湿清热法，即取淡味渗利及清热药物以消除郁阻于体内之湿热，常用方剂有茯苓皮汤、黄芩滑石汤等。陈镜合，陈沛坚，程方，等.当代名老中医临证荟萃·第一册[M].广州：广东科技出版社，1987：496.

4. 流行性出血热

邓氏报道用茯苓皮汤加减治疗流行性出血热。患者冯某某，女，45岁，社员，1979年7月13日入院。出血热编号：79〈11号〉。出血热轻重分型：危重型。出血热第7病日入院，二便均闭，神识迷惑，嗜睡静卧，恶心欲吐，口吐痰涎，舌胖淡、苔淡黄腻，脉滑数。小便化验：蛋白（++++），血常规：白细胞2300/mm^3，确诊为出血热少尿期。此为湿滞膀胱，气化失司；湿滞大肠，腑气不通。治宜行滞导浊，淡渗利湿。方用宣清导浊汤合茯苓皮汤化裁：茯苓皮30g，猪苓15g，大腹皮10g，通草10g，淡竹叶10g，薏苡仁30g，云苓30g，皂荚6g，蚕沙6g，寒水石15g，山栀10g。7月16日：服上药2剂，日小便500mL。大便1次，溏薄不爽。今日口吐白沫，全身抽搐，人事不省，面色萎黄，表情淡漠，舌质淡、苔白腻，脉沉细而滑。患者平素脾肾阳亏，湿从寒化，聚而为痰，风痰上扰，蒙闭清窍，急以镇肝息风，豁痰开窍。三生饮加味主之：生南星 6g，生半夏 6g，生川乌 6g（先煮 30 分钟），附片 6g，竹沥 6g，白芍 12g，钩丁 10g，石菖蒲 10g，郁金 10g。开水煎服。7 月 19 日：服上药 2 剂，神志清，小便增多，但仍嗜睡，喉间痰声辘辘。涤痰汤加味主之：半夏 6g，陈皮 6g，南星 6g，竹茹 6g，枳实 10g，云苓 15g，党参 20g，苍术 20g，白术 30g。服上药 3 剂，痰减少，日小便 5000mL，安全进入多尿期，经治疗病愈出院。邓邦金．流行性出血热湿热型辨证治疗体会［J］．陕西中医，1981（4）：9—10.

（十二）刮痧和放血疗法

刮痧是指用手指或边缘光滑的硬物器具蘸上具有一定治疗作用的中药挥发油、植物精油等介质，在人体表面特定部位反复实施刮、挤、揪、刺、捏、拍、挑等手法，使皮肤表面出现瘀血点、瘀血斑或点状出血而治疗和预防疾病的方法；放血疗法，是指运用针具或刀具刺破或划破人体特定腧穴或一定部位，放出少量血液，以治疗疾病的方法。刘德培总主编，张伯礼主编．（中华医学百科全书 中医药学）中医内科学［M］．北京：中国协和医科大学出版社，2019.07

【按语】

从中医祛邪法角度来认识，刮痧和放血疗法，应属于“放邪出路”的特异方法，特色鲜明。

刮痧和放血疗法起源早，应用广，且操作简便，是具有中医特色的非药物疗法。刮痧疗法可追溯至新石器时代，《五十二病方》中就有记载以揞法治疗疾病，“布炙以熨”，“抚以布”，类似现代刮痧中的摩法、擦法。“候之，有血如蝇羽者”，与后世的刮痧法使皮肤出现的出血点相似。《黄帝内经》中记载的砭石、九针等治疗措施，与现代刮痧类似。元代医家危亦林所撰《世医得效方》、汪汝懋所撰《山居四要》中记载了采用苎麻绳刮擦皮肤以治疗痧病。明代的《万氏家传保命歌括》《医学正传》《景岳全书》《本草纲目》等著作中，皆有论述刮痧治疗方法及刮痧工具。清代郭志邃的《痧胀玉衡》是一部痧证专著，记载多种痧证的诊疗方法，对刮痧方法也有详细论述："刮痧法背脊、胫骨上下及胸前胁肋、两背肩臂，用钱蘸香油刮之，或用刮舌刡子脚蘸香油刮之。头额、腿上痧，用棉纱线或麻线蘸香油刮之。大小腹软肉内痧，用食盐以手擦之。"

放血疗法，古称"启脉""刺血"，马王堆出土的汉帛书《脉法》中便有"砭石医治痈肿"的记载，《内经》中对刺血的理论、针具、针法、取穴、主治范围、原则、禁忌和机制等内容记载丰富，论述详尽，如《灵枢·九针十二原》篇提到"菀陈则除之"的治疗原则。《灵枢·官针》中"络刺""赞刺""豹文刺"等刺法。《灵枢·厥病》载："厥头痛……泻出其血，后取足少阳。"《素问·刺疟》曰："胻酸痛甚……针绝骨出血，立已。"《灵枢·血络论》篇对刺血疗法的专论，为刺血疗法奠定了基础。金元时期，刺血疗法在理论和应用上都得到了更好的发展，以金元四大家为代表，其中以张从正最具特色，其所著《儒门事亲》提出"针刺放血，攻邪最捷"。明末清初时期，瘟疫流行，许多医家采用刺血疗法治疗瘟疫及危急重症，取得了很好的疗效，如郭志邃的《痧胀玉衡》中用刮痧结合放血疗法治疗痧证；谢元庆《良方集腋》中治疗绞肠痧；赵学敏《串雅外编·起死门》中对"急痧将死"之候，主张急刺出血，泄毒外出；李学川《针灸逢源》以针刺曲泽出血治疗瘟疫六七日不解而成黄疸之症；温病学家王孟英亦以刺血疗法治疗痧证、霍乱、温邪内陷心包等证，每获良效。

凡邪气为病，治当以祛邪为要务，而刮痧与放血疗法通过刺激体表肌肤，宣发开利皮肤腠理，消散郁结，放邪出路，使之从外而解。不但可用于日常防病保健，在急救时，常有"起死回生"之效，且操作简便，不良反应小，沿用至今。现代临床应用举隅：

1. 脓毒症外感发热

张氏等运用李氏铜砭刮痧法治疗脓毒症外感发热患者。取穴：大椎、曲池、合谷、劳宫、太冲、胸腺。通过随机对照研究后发现，李氏铜砭刮痧疗法用于脓毒症外感发热患者具有退热起效快、即时退热效果稳定的优势，且安全性好；对炎症反应可能具有一定的调节作用。张利娟，郑静霞，徐艳，等．李氏铜砭刮痧对脓毒症外感发热患者即时退热效果的影响［J］．现代中西医结合杂志，2021，30（34）：3845—3849．

2. 风热犯表型急乳蛾

方氏采用刮痧疗法配合中药口服治疗小儿“风热犯表型”急乳蛾。经对比，刮痧辅助治疗治愈率更高，能缩短急乳蛾的发热时间，并且对咽部体征、大便情况都有较好的改善作用。方芳．刮痧疗法佐治小儿“风热犯表型”急乳蛾临床疗效观察［D］．福州：福建中医药大学，2020．

3. 化脓性扁桃体炎

于氏等采用当归六黄汤联合刮痧治疗小儿反复化脓性扁桃体炎。经治疗发现，患儿的退热时间、咽痛消失时间及化脓点消失时间都明显缩短，说明当归六黄汤联合刮痧疗法可有效改善小儿反复化脓性扁桃体炎的临床症状，减少反复发作次数，具有显著的远期疗效，符合临床需求。于文静，史晓伟，张雯，等．当归六黄汤加减联合刮痧疗法治疗小儿反复化脓性扁桃体炎的临床观察［J］．现代中医临床，2021，28（02）：21—24+34．

4. 急性咽炎

王氏等应用内服中药银翘散同时配合少商、商阳及咽后壁黏膜点刺放血治疗急性咽炎风热外袭型。经治疗，中药配合放血疗法的临床疗效好，且具有简、便、验、廉的特点，不良反应小，值得临床进一步推广应用。王军营，葛仪方，刘粛．中药配合放血疗法对急性咽炎风热外袭型的效果［J］．中国城乡企业卫生，2022，37（03）：129—131．

5. 下肢丹毒

方氏等使用院内制剂金黄膏外敷联合放血疗法治疗下肢丹毒。治疗后发现，通过外敷金黄膏联合三棱针放血治疗，能有效控制机体炎症反应，提高抗氧化能力，缩短病程，提高患者生活质量。方琴，龙鲜梅，谌建平. 院内制剂金黄膏联合放血疗法对下肢丹毒病程及生活质量的影响［J］. 临床医药实践，2022，31（02）：137—140.

总观以上各方和特异疗法的作用原理及临床应用举例，要皆立足于“放邪出路”，促使体内邪气从外而解，从而达到愈病的目的，其治法特色鲜明，疗效显著，很值得传承精华，使之不断发扬光大，更为当今防病治病服务。

二、正确运用放邪出路治法的思考

中医治法多多，从大而言，不外乎祛邪与扶正。凡属邪实的当祛之，祛邪务尽；凡属正虚的当补之，补益阴阳气血，扶助正气。

邪非正常身体所有，当认准病邪，驱逐出体外。在疾病发展的过程中，具备放邪条件时，就要不失时机地“放”，祛邪才能匡正；当尚未具备放邪条件时，要积极创造“放”的条件，为邪谋出路。即是说，运用放邪治法，应有一定的条件和法度，要想取得预期的效果，须妥善处理和正确掌握以下几点：

（一）当具备放邪条件时，要不失时机地“放”

所谓具备放邪条件，即在正邪相争的过程中，正气尚盛，有抗邪外出的趋势。此时，应视其邪之可解处，及时果断地采取汗、吐、下等法，导邪外出，早拔病根，以杜后患。如伤寒邪在肌表的太阳病，邪已入里的阳明实热证；温病邪在皮毛的卫分证，邪已内传的气分证，机体一般尚处于正盛邪实的状态，必须抓紧机会应用汗下方法，逐邪外出，截断病邪的深入，以防变端。吴又可曾说："乘人气血未乱，肌肉未消，津液未耗，病人不至危殆，投剂（指用下法）不至掣肘，愈合亦易平复。"诚为阅历有得之见。相反，若不抓紧放邪，坐失良机，甚或误用补剂以堵塞出路，闭其邪气，犹如养虎为害，后患无穷。

（二）当尚未具备放邪条件时，要积极创造"放"的条件

病邪侵入机体后，由于正气虚乏，无力抗邪，或因兼夹食积、痰阻、瘀滞等原因，以致气道壅塞，都会影响邪之出路。此时，不宜急于祛除外邪，当根据症情，或投补养以扶正，或予消食、化痰、行瘀以疏通气道，务在创造放邪的条件。俟其时机成熟，再采取相应的祛邪之法。如《伤寒论》指出汗家、亡血家不可发汗，即是因为这些病人正气虚素，不具备放邪的条件。又《伤寒论》91 条云："伤寒，医下之，续得下利清谷不止，身疼痛者，急当救里；后身疼痛，清便自调者，急当救表。救里宜四逆汤，救表宜桂枝汤。"此因表证误下，里气大虚，纵表邪未解，亦不可先行解表，必以四逆汤温其在里之虚寒，待元气恢复之后，再以桂枝汤解肌散邪。戴天章《广温疫论》论治时疫，善用汗法祛邪。同时指出，如平素气虚，屡用汗药而不得汗，后加人参于诸解表药中，覆杯立汗；又如阴虚及夺血，枯竭之极，用表药全然无汗，用滋阴、润燥、生津药数剂而汗出如水。以上两家所述，实则是为汗出、为逐邪创造了良好的条件。我们在临床上也观察到，有些津液耗伤的温病患者，邪气羁留不解，投以滋养津液之剂后，随着阴液的恢复，往往不求汗而汗自出，不攻下而便自通，邪气随之而泄，取得外解里和之效。裘沛然教授说得好："举凡补中益气、滋阴养血、生津润燥、化痰燥湿，甚至辛寒或甘寒之剂，用得其当，都可发表。"所以然者，乃正气得助，鼓邪外出，或气道廓清，邪气得泄故也。如果临证不辨虚实，不度病邪之发展趋势，妄用汗、吐、下之法，意欲放邪，然适得其

反，其结果，或误下而伤阴，或误汗而阳亡，或误吐而胃气受伐，正愈伤而邪愈炽，鲜有不偾事者。所以，吴又可对下法的应用，既积极大胆，又谨慎郑重，谆谆告诫“要谅人之虚实，度邪之轻重，察病之缓急，揣邪气离膜原之多寡，然后药不空投，投药无太过不及之弊”。

（三）顺应病情的良好转归，因势利导，促使病邪从外而解

在疾病的变化发展过程中，由于机体的自然疗能和其他因素的作用，往往出现有利于邪气外泄的征象，这些征象表面上看来是一种临床证候，其实是正气抗邪，邪能外达佳象。如因伤食或误食不洁之物而出现的呕吐、泄泻，或因湿热下注大肠而致的大便溏泄，病邪每借此为出路。若认证不真，见吐而止吐，见泻而止泻，无异闭门留寇，反使邪气锢结，病反增剧。正确的对策，应当顺应病势，不妄固涩而堵邪之去路；或因势利导，采取“通因通用”之法，加速病邪的外泄，以缩短病程。如《伤寒论》47条载：“太阳病，脉浮紧，发热，身无汗，自衄者愈。”这是表邪通过鼻衄（俗称“红汗”）得以外泄，是一种向愈的佳兆。若见血而投凉，甚或收敛止血，闭其邪之去路，则不免变证蜂起。推而广之，热病之战汗，常是正气奋起与邪抗争的征象，顺者，邪从汗解，脉静身凉而安。当此之时，绝不能见汗止汗，叶天士主张“法宜益胃”，王孟英注释说：“益胃者，在疏瀹其枢机，灌溉汤水，俾邪气松达，与汗偕行。”显然是一种因势利导，助邪外达的治疗方法。值得一提的是，王孟英论温病传变，吸入之邪先犯于肺，肺经不解则传于胃，谓之顺传，不但脏病传腑而自上及中，顺流而下，其顺也有不待言，故温热以大便不闭者易治，为邪有出路也。换言之，温热阳邪，性最炎上，难得下行，大便不闭，腑气畅通，则邪热可以由腑而泄，这正是病之有去路，证情定然可减，所以说是顺证。故此，对于温病病变中出现大便秽臭，解而不爽，肛门灼热，泻出如火，不管其性状或微溏，或稀薄，或纯黄水，王氏常用清泄胃肠、泻其郁热的方法，因势利导，引邪下泄。孟英还认为，不但温病中出现的大便溏泄，属于邪热下泄自寻出路，其他如痢、衄、便血和经事不当期而至，也都是邪热外泄之象。此类病证的治疗，也当因势利导，导邪外泄。

综上所述，对于放邪出路的治法，究竟什么时候“放”，采取什么方法“放”，取决于邪正双方的力量对比，以及病情发展趋势等不同情况。只有正常的辨证，才能恰到好处地给邪以出路，达到邪去病愈之目的。

下篇　医案选评

例 1. 春温初起妄用滋阴致病剧改投疏解得治案

侄君孝，后溪兄次子也。三月患头项痛，腰脊强，遍身如被杖，脐腹也痛，口渴不寐，饮食不进，六脉浮数。吴医以为阴虚，为滋阴降火三投而三剧，反加呕恶。又与疏通，热尤不退，下午烦乱。延方和宇丈视之，以为外感拟进人参败毒散。吴争之，谓阴虚体弱，难再汗。仍用四物汤加柴胡、葛根、薄荷、黄芩、知母，而热如焚，神且昏冒矣。予时远出，促归诊之，六脉浮弦而数，鼓指。语之曰：此春温症也。方诊良是，因复加内伤，以故病剧。滋阴之剂，壅而作滞，且引邪入于阴分，宜乎热加而躁闷也。法当清解兼消，可愈无伤。以二陈汤加羌活、柴胡、防风、麦芽、山楂，服下得微汗，热退其半。惟下午作潮，大便未行，腰脐之痛不止。用小柴胡汤加葛根、白芍药、青皮、黄连、山楂，饮下热又少退，大便已行，腰脐之痛也随减去，但不知饿。再以柴胡、甘草、青皮、枳实、麦芽、知母、黄芩、白芍药。诸症悉平，惟觉体倦乏力，加人参、白扁豆、薏苡仁，减去柴胡、青皮，调养而痊。(《孙文垣医案》)

【评议】春温初起，宜乎且清且疏，以为阴虚，不惟滋阴难收其效，更至病邪难解。孙氏之治，二陈汤加用羌活、柴胡、防风、麦芽、山楂，重在疏解，继以小柴胡汤加葛根、白芍药、青皮、黄连、山楂，仍以疏解为法，使热象因微汗而退去；嗣后，重在清郁热，养胃气，使邪去正复，而得向安。

例 2. 三拗汤治哮喘案

秦商张玉环，感寒咳嗽，变成哮喘，口张不闭，语言不续，呀呷有声，外闻邻里，投以二陈、枳、桔，毫不见减，延予救之。诊六脉右手寸关俱见浮紧，重取带滑，断为新寒外束，旧痰内持，闭结清道，鼓动肺金。当以三拗汤宣发外邪，涌吐痰涎为要，若畏首畏尾，漫投肤浅之剂，则风寒闭固，顽痰何由解释。况《经》曰：辛甘发散为阳。麻黄者辛甘之物也，禀天地轻清之气，轻可去实，清可利肺，肺道通而痰行，痰气行而哮愈矣。乃以前药服之，果一剂而汗出津津，一日夜约吐痰斗许，哮喘遂平。越二年因不忌口，复起前证而殁。(《旧德堂医案》)

【评议】有是证即用是药。该案因感外寒而诱发哮喘，外寒束肺为其关键，所以投二陈等化痰之品不能见效，以三拗汤辛温解表，宣肺化痰，切中肯綮，故收汗泄痰出喘平之效。

例 3. 辛温发汗解表治喘案

壬戌初冬，汪右老一仆妇盛使天贵之妻，有七八个月孕，患病半月余。时因县父母在潜口，点保甲，余过其宅，盛使天贵乘便托为诊之，寸脉沉数而紧，余曰：此伤寒失表证也，问其病出。云自某日发热头痛起，至今半月余未退，头与浑身仍痛，又觉虚极气喘，说话气接不来。视其前所服诸方初起发热，因有鼻血，遂云有火，用黄芩、黑参、花粉、山栀之类。继又因其怀孕，疑系血虚热不退，又用养血药。继又因其气喘云是气虚，又用黄芪、白术等药。经历数医，而诸症如故。余视其舌色红紫，鼻珠扇动，余曰：此风寒闭入肺窍，久久不出故尔，作喘非气虚也。幸尔仍发热，邪气可还从表出，否则为害不浅矣。余归与药一剂，用麻黄二钱，羌活一钱，防风八分，细辛三分，苏梗七分，甘草三分，桔梗六分，杏仁八分，生姜三片。服下浑身微汗出，半夜热退，头痛浑身痛俱止，次日遂不复喘，自己亦不叫气虚矣。仍与寻常疏散药一剂，澈其余邪，而半月之病立愈。(《医验录》)

【评议】病由外感风寒，闭于肺窍，气喘乃作。但诸医不能明辨，或清热泻火，或养阴清热，或益气补虚，均非其治也，所以虽“经历数医，而诸症如故”。幸其仍有发热头痛，浑身酸痛，气喘等表证，病邪尚未入里，故用麻黄、杏仁、苏梗、桔梗，宣肺解表，止咳平喘；羌活、防风、细辛、生姜辛温解表，发散风寒；甘草调和诸药。俾使邪从表散，药后果汗出而愈。本例组方简廉，效验卓著，可见用药不在多，也不在贵，而在于对证投剂耳。

例4. 麻黄连翘赤小豆汤加减治外有表邪伏暑郁蒸发黄案

程　脉象濡弱涩滞，略兼弦紧，舌苔白腻，四肢酸软，胸膈痞闷，时觉微寒微热。此系内伏暑气，外受风寒，湿热郁蒸，发为黄疸。肤表无汗，小便短黄，郁久不治，恐成肿胀，急宜开鬼门，洁净府法主治。

西麻黄八分　赤小豆三钱　连翘壳一钱半　绵茵陈二钱　六神曲二钱　淡豆豉一钱半　紫川朴一钱　川通草一钱　苦杏仁一钱半　赤茯苓三钱（《阮氏医案》）

【评议】外感风寒，内蕴暑湿，湿热郁蒸，发为黄疸，当属阳黄之证。方用麻黄连翘赤小豆汤外解表邪，兼利湿热，复合茵陈、赤苓、通草以利湿退黄。《内经》有“开鬼门，洁净府”之谓，开鬼门者，疏松汗孔，解表发汗是也；洁净府者，决渎水道，通利小便是也。本例治法，与此正合。案云：“郁久不治，恐成肿胀。”从现代医学来说，黄疸型肝炎变成肿胀，大多是肝坏死的表现，即是病情加重的征象。阮氏在当时的情况下，通过反复临床观察，深知此等病情的危重性，故用“恐”字来表述，实属不易。

例5. 吐法治眩晕验案

先君寿峰公，少壮时，颇好酒，因致酒病。自四旬之外，遂绝戒不饮。后到七旬，因除夜之乐，饮一小杯，而次早眩晕不能起。先君素善吐法，有记在痰饮门。因吐去清痰，而眩晕顿愈。原其所由，则一杯之酒，何遂为痰？不过以恶酒之脏，而忽被酒气，则真阴清气为之淆乱而然。吐去痰饮，酒气可除，吐能升气，清阳可复，此作治痰，而实以治乱耳，故志此以见其义。(《景岳全书》)

【评议】张子和《吐式篇》云："凡病在上者皆宜吐，然自胸以上大满大实，痰如胶漆，微汤微散皆儿戏耳，若非吐法，病安能除？"景岳深感其吐法之妙，遵而用之，于本案中，吐去痰饮，则气得伸，郁得散，清阳得复，则眩晕可除。在上者涌之，以涌吐之法治眩晕，颇为简要精当，可供借鉴。

例6.中风用涌吐法验案

李思塘令堂，年已周甲矣，身体肥盛。正月间，忽得中风卒倒不省人事，口噤不能言语，喉如拽锯，手足不随，医者投牛黄丸二三丸不效，急煎小续命汤灌之亦不效。予诊六脉，浮洪而滑，右手为甚。盖思塘家事甚殷，且孝事其母。日以肥甘进膳，而其母食量颇高，奉养极厚，今卒得此患，形气犹盛，脉亦有余。《内经》云：凡消瘅击仆，偏枯痿厥，气满发逆，肥贵人则膏粱之疾也。又云土太过，令人四肢不举，宜其手足不随也。即丹溪所谓湿土生痰，痰生热，热生风也。当先用子和法涌吐之，乃以稀涎散齑汁调灌之，涌出痰涎碗许。少顷，又以三化汤灌之，至晚，泻两三行，喉声顿息，口亦能言，但人事不甚省知，上下之障塞已通，中宫之积滞未去也。用加减消导二陈汤投之，半夏、陈皮、茯苓、甘草、枳实、黄连、莱菔子、木香、白蔻仁。每日二服，数日后，人事渐爽，腹中知饥，乃进稀粥，第大便犹秘结，每日以润字丸五分，白汤点姜汁送下。自此旬日，手足能运，而有时挛拘，大便已通而常燥，意涌泄消导之后，血耗无以荣筋，津衰无以润燥，用四物加秦艽、黄芩、甘草数十帖，调理三月而愈。

卢绍庵曰：肥人多痰，膏粱又能生痰，少壮元气旺盛则能运行，高年元气衰微，淤积为碍，病发类乎中风。他医误以真中风法治之。竟不见效，先生惟行痰而病去，治其本也。(《陆氏三世医验》)

【评议】患者嗜食肥甘，奉养极厚，以致身体肥盛，痰湿之体可知。卒得中风不省人事，其病因病机当符合朱丹溪“湿土生痰，痰生热，热生风”之说。陆氏凭症参脉知痰涎瘀热壅盛，上下阻塞所为，故首用稀涎散催吐，涌出痰涎甚多，继用三化汤（厚朴、大黄、枳实、羌活）泻下瘀热，使邪气分消，上下障塞已通，病情化险为夷，后经调治，终获痊愈。

例 7. 哮喘治用吐利法案

文学顾明华，十年哮喘，遍治无功。余曰：两寸俱涩，余部俱实。涩者痰凝之象，实者气壅之征。非吐利交行，则根深蒂固之痰何能去耶？于是半载之间，吐五次而下七次，更以补中之剂加鸡子、秋石，期年而愈。(《里中医案》)

【评议】此案非明眼高手不能为也。患者哮喘年久，据其脉象，为痰凝气壅之证。盖因病日已久，凝阻之痰胶固难化，故而行涌吐泻下之法，希冀顽痰得上下之出路而解，如是则痰浊清而气道畅，哮喘自平。续用补中健脾杜生痰之源，其病乃瘳。古代医家对痰饮咳喘顽痰，提出“窠囊说”，如金子久指出：“窠囊者，痰气相抟，结而成囊之谓也。犹蜂子之穴于房中，莲子之嵌于莲内也。……如寇贼之依山旁险，蟠居一方，难于剿伐。”图治之法，主张“非攻击不破”。对照本例的证情和治法，与此相仿。

例 8. 邪闭痰结涌泄案

施沛然治阮二华室，患哮喘过用凉剂，痰上壅，面目浮黄而肿，每昏晕则形静若死，苏则齁鼾之声闻于外庭，医者望而却走。诊其六脉沉滑而弱兼紧，病得之冬伤于寒。《难经》云：形寒饮冷则伤肺。古人治此病，必用麻黄轻清辛散之剂。若投以寒凉，则邪气闭痼而不得泄，痰日胶结，上焦之气壅而不宣。乃用通关散涌其痰涎，凡三涌而痰气始清，喘息始定。后以三拗汤兼导痰汤出入调理，月余而安。《局方》三拗汤：麻黄不去节、杏仁、甘草各等分，生姜五片同煎。《局方》通关散：川芎一两，细辛五钱，甘草、川乌、白芷、抚芎各二两，龙脑、薄荷叶两半。上为细末，每服一钱，葱白、茶清调下，薄荷汤亦得。(《续名医类案》)

【评议】 本例所治，妙在以通关散涌泄痰涎。患者邪闭于肺，痰涎壅塞，气道不通，所见或昏晕，或喘急声重，若不急涌泄其痰，非但清道阻塞喘逆愈甚，且药不能达其病所而罔效，所以治疗先用通关散涌泄胶固之痰涎，继以三拗汤合导痰汤发散风寒，宣肺豁痰而收功。

例 9. 痰中吐法得愈案

荆和王妃刘氏，年七十，病中风，不省人事，牙关紧闭，群医束手。李时珍尊人，太医吏目月池翁诊视，药不能入口，自午至子，不获已，打去一齿，浓煎藜芦汤灌之。少顷，噫气一声，遂吐痰而苏，调理而愈。(《续名医类案》)引《本草纲目》)

【评议】 痰中是类中风的一种类型，《证治汇补·似中风》有载。其主要症状为卒然昏仆，不省人事，喉有痰声，舌本强直，四肢不举，脉多弦滑，本例因痰壅上窍，神明被遏而病中风，治遵《素问·阴阳应象大论》“其高者因而越之”之明训，用藜芦汤吐痰而苏，这无疑是急救的一种方法，惜乎现代临床上很少用中医吐法治病，读此案，也许有所启迪。

例 10. 涌法治郁案

戴元礼治姑苏朱子明之妇，病长号数十声，暂止复如前。人以为厉所凭，莫能疗。戴曰：此郁病也。痰闭于上，火郁于下，故长号则气少舒，《经》云：火郁发之是已。遂用重剂涌之，吐痰如胶者数升乃愈。(《续名医类案》)

【评议】《素问·六元正纪大论》云："木郁达之，火郁发之，金郁泄之，土郁夺之，水郁折之。"诚中医治郁千古不易之法。火郁，是指火热之邪伏于体内；发，是因势利导，发泄之意。所谓"火郁发之"，就是运用具有透散发泄作用的药物，治疗热伏于体内所致病证的方法。本例戴氏据证采用涌吐之法，吐去蕴结在体内的胶痰，使气机通畅，郁火自散。戴元礼系朱丹溪的门生，对朱氏"气血痰郁"四伤学说研究颇深，本案可见一斑。

例 11. 栀子豉汤涌泄法治湿热将蒙心包案

长夏湿热正盛，病初起，即壮热不止，口渴，胃脘烦闷，眼常欲合，时作谵语，乃浊邪蒙闭上焦，肺气不舒，邪将逼入心包之象。《经》云：高者越之。引邪外出，要非涌泄不为功，徒恃轻清之剂，焉能望其却病，今仿仲景栀子豉汤法。

栀子十枚，生用　淡豆豉一钱　桔梗八分　枳壳五分（《南雅堂医案》）

【评议】湿温初起，即见谵语之象，案谓"肺气不舒，邪将逼入心包之象"，这与叶天士所说的"温邪上受，首先犯肺，逆传心包"的病机有相似之处，但治法迥异，本案用栀子豉汤涌泄法，引邪外出，可谓匠心独运，别开生面。

例 12. 湿热旺盛遍身发黄大下而愈案

安喜赵君玉为掾省日，病发遍身黄，往问医者。医云：君乃阳明证。公等与麻知几，皆受训于张戴人，是商议吃大黄者，难与论病。君玉不悦，归。自揣无别病，乃取三花神祐丸八十粒，服之不动。君玉乃悟曰：予之湿热盛矣！此药尚不动。以舟车丸、浚川散作剂，大下一斗，粪多结者，一夕黄退。君玉由此益信戴人之言。(《儒门事亲》)

【评议】此案为子和弟子赵君玉患黄，依师法自治而愈，原无需多言，但观案中其他医者的态度，不禁让人想起子和“高技常孤”“群言难正”之慨，心生叹息。医之术，性命所系，正如子和所言“补者，人所喜；攻者，人所恶。医者，与其逆病人之心而不见用，不若顺病人之心而获利”，更何况“庸工之治病，纯补其虚，不敢治其实，举世皆曰平稳，误人而不见其迹”，病人“虽死而亦不知觉”。曾有人毁子和医杀数人，遂辞太医之职私遁而去。若其术果真医杀数人，必不能一验再验，而使众弟子敬信有加，常伴左右。

例 13. 春温凉解泻下相继投剂获愈案

仆子得贵，春温头痛，体热面赤，舌心焦燥。以石膏、柴胡、葛根、甘草、黄芩、知母、天花粉、白芍药服之，而舌不焦黑矣。进粥太早，半夜后又复发热，中脘硬痛。与大柴胡汤一帖，汗出津津，大便行二次，腹痛不止。乃以小承气汤调下玄明粉一钱，大便又行二次，热不退，而痛全减，旋作鼻衄。改以石膏、牡丹皮、生地黄、山栀子、甘草、升麻、黄芩、赤芍药，一帖而热散衄止。(《孙文垣医案》)

【评议】春温，表现为阳明实热证，故以白虎汤清阳明热盛，顾及温病伤津特点，合用天花粉、白芍药，更以柴葛疏解。虽谓进粥太早，实是热势没有控制，而有大柴胡汤证、小承气汤证，继而泻其实，方得便行痛止，热散衄止。

例 14. 下法救治疫病案

丙辰，永嘉孝廉王龙友南还，从者病，召予诊之。望其色黯紫，舌本深红，知其次日当病，果发热。越三日，其叔培竹欲归，将发，诊其脉沉而散，予遂极力挽留，谓龙友虽病而脉有神理，培竹身虽未病而邪实深入，病于中路，将奈何？至次晚，大吐，脉随脱，药以人参三钱，脉复；有以枣仁等剂投之者，其热转盛，十四日，脉已八至，舌短神昏。予以非今晚用下，必然胃烂，幸其甥张季昭为之担当，因用芩、连、大黄一剂，次日遂愈。随行十五人皆疫，一老仆殿后，法亦当下，以无人担当，稍过期，舌遂缩入，不能咽水浆，七日毙。主人问：前孝廉及随行皆疫，疫一证也，何其先后重轻不等，而治之下一法也？其当下失下，生死霄壤，然又可以前知是主何术？予曰：天行疫疠，乃一方气化，人受之者，从口鼻入。因人色力盛衰，为病势轻重，审色与脉，可以先知之。又疫者，温热病之沿漫也，其病之因，从寒郁火，其色当紫，紫为水克火之色也。火病之发，应心之苗，故舌色深红，杜清碧谓之将瘟舌。而脉体须浮，浮脉象火，病发必顺，若沉则邪入甚深，势必暴焚者，逆也。永嘉两君，一得其色，一得其脉，其轻重亦为易晓。然火性急烈，而中宜虚。故河间得旨，邪入里深者，莫不用下，下之中空而火性自平矣。中实则火无从散，其溃烂可必，当下之时，真不可缓，失时之宜，无繇著力。思培竹主仆，每为惕然。(《芷园臆草存案》)

【评议】本案所谓“审色与脉，可以先知之”，指出了察色按脉在疫病诊断和预后判断上的重要作用，临证须细心体验。同时又说“当下失下，生死霄壤”，“邪入里深者，莫不用下，下之中空而火性自平矣”，强调了下法在疫病治疗上的重要地位。联系吴又可《温疫论》有关下法的论述，如“急证急攻”“因证数攻”“凡下不以数计，有是证则投是药”“承气本为逐邪而设，非专为结粪而设也”，无疑会加深对本案治法的认识。

例 15. 阳厥用大承气汤化险为夷案

长兴顾玉岩，年六十岁，患伤寒，延医数人，头疼骨痛已除，身热烦躁，兼发赤斑，服药未效，又增发狂，邀予诊之。六脉沉数有力，目瞪直视，噤不出声，舌黑芒刺，四肢冰冷，举家哀恸。询其大便，二十日不行。予思年虽高而脉有神，力任无事，投以大承气汤，目闭昏沉，病家以为决死无疑。过一二时辰，腹中鸣响，去燥屎若干，诸症脱然，仅存一息。改用人参、麦冬、当归、芍药、白术、黄芪，调理而安。

此症不难于下，而难于下后决其必生，以脉有神故也。(《陆氏三世医验》)

【评议】年虽高而脉有力，正气尚实，故下之无虞，意在荡涤实热，放邪外出。至于“四肢冰冷”，乃阳郁不达使然，为阳厥（热厥），非阴厥（寒厥）也。

例 16. 因证数攻得愈案

温疫下后二三日，或一二日，舌上复生苔刺，邪未尽也。再下之，苔刺虽未去，已无锋芒而软，然热渴未除，更下之，热渴减，苔刺脱，日后更复热，又生苔刺，更宜下之。余里周因之者，患疫月余，苔刺凡三换，计服大黄二十两，始得热不复作，其余脉证方退。所以凡下不以数计，有是证则投是药，医家见理不透，经历未到，中道生疑，往往遇此证，反致耽搁。但其中有间日一下者，有应连下三四日者，有应连下二日间一日者，其中宽缓之间，有应用柴胡清燥汤者，有应用犀角地黄汤者。至投承气，某日应多与，某日应少与，其间不能得法，亦足以误事，此非可以言传，贵乎临时斟酌。

朱海畴者，年四十五岁，患疫得下证，四肢不举，身卧如塑，目闭口张，舌上苔刺。问其所苦不能答，因问其子，两三日所服何药，云进承气汤三剂，每剂投大黄两许不效，更无他策，惟待日而已，但不忍坐视，更祈一诊。余诊得脉尚有神，下证悉具，药浅病深也。先投大黄一两五钱，目有时而小动，再投舌刺无芒，口渐开能言。三剂舌苔少去，神思稍爽。四日服柴胡清燥汤，五日复生芒刺，烦热又加，再下之。七日又投承气养荣汤，热少退。八日仍用大承气，肢体自能少动。计半月，共服大黄十二两而愈。又数日，始进糜粥，调理两月平复。凡治千人，所遇此等，不过三四人而已，姑存案以备参酌耳。(《温疫论》)

【评议】吴又可治疫，强调逐邪务尽，推崇攻下之法，并主张“因证数攻”“凡下不以数计”，只要疫邪未去，实证尚存，不论已服下剂数次，仍可继续用之。观此二案，乃疫病之重症患者，吴氏细心诊察，于至危至险症情中作出“下证悉具”的明确诊断，果断地采取一而再再而三的攻下之法，终使病情获得转机，患者转危为安，真可谓挽狂澜于既倒，拯危症于顷刻。这种有邪必逐、除寇务尽的学术观点，若非久经临床、熟谙治疫的大家，断难有此卓识，的确令人叹为观止，其为后学之津梁，自不待言。

例 17. 风温时疫急下逐邪存阴案

黄以宽，风温十余日，壮热神昏，语言难出，自利溏黑，舌苔黑燥，唇焦鼻煤。先误用发散消导数剂，烦渴弥甚，恣饮不辍。此本伏气郁发，更遇于风，遂成风温。风温脉气本浮，以热邪久伏少阴从火化，发出太阳，即是两感。幸年壮质强，已逾三日六日之期，证虽危殆，良由风药性升，鼓激周身元气，皆化为火，伤耗真阴，少阴之脉，不能内藏，所以反浮。古人原无治法，惟少阴例中，则有救热存阴承气下之一证，可借此以迅扫久伏之邪。审其鼻息不鼾，知水之上源未绝，无虑其直视失溲也。喻嘉言治钱仲昭，亦以其肾水未竭，故伤寒多死下虚人，非虚语也。酌用凉膈散加人中黄、生地，急救垂绝之阴。服后下溏黑三次，舌苔未润，烦躁不减。更与大剂凉膈，大黄加至二两，兼黄连、犀角，三下方得热除。于是专以生津止渴大剂投之，舌苔方去，津回渴止而愈。(《续名医类案》)

【评议】《伤寒论》少阴病有急下存阴之治法，本例邪热炽盛，胃津肾液消耗殆尽，出现正虚邪实垂危之证，故借鉴《伤寒论》“急下存阴”之法，投以泻下泄热之剂，方得热除证减，继则大剂生津止渴，遂津回渴止而愈。津液之存亡与温病（含瘟疫）转归和预后之关系，于此可见一斑。

例 18. 大黄愈疫案

宋宝庆二年丙戌冬十一月，耶律文正王，从元太祖下灵武，诸将争掠子女玉帛，王独取书籍数部，大黄两驼而已。既而军中病疫，得大黄可愈，所活几万人。《辍耕录》文田案：兵卒多，饮酒食物劳汗又多，温疫一行，必遽传阳明胃府，此大黄所以往无不利也。王氏删此案非是。(《续名医类案》)

【评议】大黄功擅清热解毒，泻下逐邪，用于疫毒传于阳明胃腑，自然奏效。明末清初吴又可《温疫论》对大黄之类泻下药治疫，推崇备至，说理透彻。

例 19. 邪热入腑案

柴屿青治吴氏妇患疫，家人谓因怒而致，医遂用沉香、乌药、代赭等药，兼用表剂二十余日，胸膈胀闷，壮热不休，脉之左手稍平，右三部洪数。此疫证邪热入腑，表散徒伤卫气，病亦不解。乃连进瓜蒂散二剂，吐去涎痰。察其邪尚未衰，又与小承气二剂，下宿垢数行，而热渐退。调理

至十余日，脉始平复。(《续名医类案》)

【评议】瘟疫用温燥理气之药，津液势必受损，此一误也；又用表散之剂，徒伤卫气，此二误也。邪热乘机入腑，下证已具，故用小承气通腑泻实，使邪从下而泻，更寓急下存阴之意。

例 20. 表里大热清泄内外之毒案

刘兆平年八旬，患瘟病，表里大热，气喷如火，舌黄口燥，谵语发狂，脉洪长滑数，杨用河间双解散治之，大汗不止，举家惊惶，复饮一服汗止，但本证未退，改制增损双解散：白僵蚕酒炒三钱，全蝉蜕十二枚，广姜黄七分，防风、薄荷叶、荆芥穗、当归、白芍、黄连、连翘、栀子各一钱，黄芩、桔梗各二钱，石膏六钱，滑石三钱，甘草一钱，酒浸大黄二钱，芒硝二钱。水煎去渣，冲芒硝，入蜜三匙，黄酒半杯，和匀，冷服，两剂而痊。因悟麻黄春夏时不可轻用也。杨玉衡名璿，著有《寒温条辨》。(《续名医类案》)

【评议】“表里大热，气喷如火”，热势之高，当可想见。增损双解散系杨栗山《伤寒温疫条辨》治疗瘟疫主方之一，系放邪出路的经世名方，故有“解散阴阳内外之毒，无所不至”之效。

例 21. 仿大柴胡汤清下逐邪治脉厥案

邑尊桐冈王公，署中谭幕友病疫，神昏谵语，身热恶热，口苦耳聋，扬手掷足。医以阳症阴脉为难治，公乃延予。予曰：此脉厥也。邪在少阳阳明，热盛气壅，故脉厥。但时疫与伤寒所受不同，诸名家论之详矣。临症制宜，不可拘执。如此脉症，当兼清下以解其毒，可无忧也。公问愈期，予曰：七日可愈。遂仿大柴胡汤，柴胡、黄芩、芍药、枳实、石膏、大黄，

为之两解，果如期而愈，公自是加敬焉。(《赤厓医案》)

【评议】疫病而出现“脉厥”，吴又可《温疫论》早有专篇记载，谓：“温疫得里证，神色不败，言动自如，别无怪证，忽然六脉如丝，微细而软，甚至于无，或两手俱无，或一手先伏，察其人不应有此脉，今有此脉者，皆缘应下失下，内结壅闭，营气逆于内，不能达于四末，此脉厥也。亦多有过用黄连、石膏诸寒之剂，强遏其热，致邪愈结，脉愈不行。医见脉微欲绝，以为阳证得阴脉为不治，委而弃之，以此误人甚众，若更用人参、生脉散辈，祸不旋踵，宜承气缓缓下之，六脉自复。”对“脉厥”的临床表现、形成机理、治疗方法和注意事项作了精辟的阐述。对照本例，虽然临床表现有所不同，但其病理机制如出一辙，故汪氏采取清泻解毒之法，果如期而愈，其借鉴《温疫论》之明训，跃然纸上。

例 22. 瘟疫数下而愈案

疫病由于毒气传染，入于口鼻，留于募原，一染而即发热不断，舌则见有黑白黄苔，既不可用三阳升提之药以助热，犹不可用滋阴归、地之药以滞邪，惟看毒气浅深，酌其疏利攻逐轻重以为调治。岁乾隆戊申，余族瘟疫盛行，东川文郎，先于旧腊传染，余见胸腹胀满，有热无寒，大便不解，头痛耳聋，已知是疫。其病有一岳父与余商用六味地黄，及加天冬、麦冬，余亟止之。既而用之不效，且见复传，始悔于药不符，仍托委余调理。余因渠家信任，情实难辞，勉强支应，但不先期言其病之去路，必致信而复止。余用黄芩、知母、槟榔、川朴、枳壳、大黄，嘱其多服则解，解则身必战汗外出而退，逾时药停大便复闭，闭则复潮，潮则又服此药，或一剂以至数剂，大便复解，解则汗出潮退，转辗便仍作秘，而潮复作，治仍不离原药，但后之潮，较前之潮稍轻，仍应再用前药而愈。无奈委之至再，始虽见从，至久急欲见愈，必致中而复疑。适有亲房一医从中惑乱，乌有久病之症，可用如许下药之多，再下必致见毙，于此急用参救，尚可挽回，渠家半信半疑。余嘱切勿用参，奈医贴近病处，余实莫阻。果尔用参气粗，仍信余用下药而愈。(《锦芳太史医案求真初编》)

【评议】本案之疫，实则吴又可《温疫论》所论之疫。吴氏治疫，强调“客邪贵乎早逐”，主张“急证急攻”“因证数攻”。黄氏锦芳遵循吴氏之经验，采用达原饮加减，既宣透募原之邪，又以大黄通里攻下，放邪出路，迭进数剂，方得病势渐轻。无奈病人中途生疑，又听信他医之言，改投人参，致生他变，后黄氏坚用下药而愈。

例23. 热毒内炽邪郁不达用急下存阴法获转机案

时疫来势甚暴，目赤口渴，壮热无汗，斑疹隐约未透，烦躁不已，脘腹按之作痛，大小便闭涩，热毒内炽，邪势不能外达，防有内陷昏喘之变。考诸《内经》病机，暴注下迫，皆属于热。长沙方论急下一法，亦正为存阴而设。兹拟仿凉膈法，并加味酌治，俾热从外出，火从下泄，冀其邪去正复，得有转机。

连翘三钱　大黄一钱，酒浸　芒硝一钱五分　牛蒡子一钱五分　枳实一钱　栀子八分，炒黑　甘草一钱五分　淡黄芩八分　薄荷八分　竹叶一钱　生白蜜半盏（《南雅堂医案》）

【评议】《伤寒论》有急下存阴之法，为后世治疗外感热病顾护阴液树立了典范。叶天士《温热论》和吴鞠通《温病条辨》治疗温病也强调须刻刻顾护阴液。试观本例证候，显系热毒内炽，邪势不能外达，目赤口渴，壮热无汗，斑疹隐约，烦躁便闭，是其征也。故取法于仲景，投《太平惠民和剂局方》凉膈散化裁，俾热从外达，火从下泄，如是阴液得保，转机有望。

例 24. 真实假虚厥证用大承气汤病获转机案

曾治白以采，患腹痛作泄，愈月不愈，姜、附服过无数。其人禀气素盛，善宴啖肉食，因自恃强壮，病中不节饮食而酿胃实之证，大便转闭，自汗出，昏愦不省人事，谵语狂乱，心腹胀满，舌苔焦黄，干燥开裂，反通身冰凉，脉微如丝，寸脉更微，殊属可疑。予细察之，见其声音烈烈，扬手掷足，渴欲饮冷，而日夜不寐，参诸腹满等症，则胃实确无疑矣。更察遍身冰冷，厥热亢极，格阴于外也。脉微者，结热阻结中焦，营气不达于四肢也，正所谓阳极似阴之证。急于大承气汤一剂无效，连服四剂无效。予因忖道，此证原从三阴而来，想有阴邪未尽，观其寸脉，其事著矣。竟于大承气汤中加附子三钱以破其阴，使各行其用，而共成其功。服一剂得大下，寸脉即出，狂反大发。予知其阴已去矣，附子可以不用，单投承气，病势略杀，连服四剂。前后芒硝、大黄各服半斤而安。可见三阴寒证，因有宿食，转属阳明而成结燥者，有如是之可畏也。(《齐氏医案》)

【评议】本例从其症状来看，便闭，谵语狂乱，心腹胀满，舌苔焦黄，干燥开裂，实也；通身冰凉，脉微如丝，虚也。虚实疑似之间，有赖医者鉴别。齐氏细察之，见其声音烈烈，扬手掷足，渴欲饮冷，参诸腹满等症，毅然决然地断为“胃实”之证。于是采用大承气汤下之，俾邪有出路，病获转机。至于“脉微”“身冷”，齐氏释之为“结热阻结中焦，营气不达于四肢也”。如是重症危疾，得以辨清疑似真假，正确诊断，恰当投剂，洵非久经临床，阅历有得者不能为之。

例 25. 清心开窍通下法治冬温热闭阳明案

某　初一日　冬温，脉沉细之极，舌赤，面赤，谵语，大便闭，邪机纯然在血分之里，与润下法。

元参六钱　元明粉一钱　细生地六钱　麦冬六钱，连心　生大黄五钱　丹皮三钱　生甘草二钱

煮三杯，先服一杯，得便，止后服，汤药之先，先服牛黄清心丸二丸。

初三日　冬温，谵语神昏，皆误表之故，邪在心包，宜急急速开膻中，不然则内闭外脱矣。大便闭，面正赤，昨与润下法未通，《经》谓下不通，非细故也。得药则呕，忌甘也。先与牛黄清心丸二三丸，以开膻中，继以大承气汤，攻阳明之实。

生大黄八钱　元明粉三钱　枳实四钱　厚朴二钱　元参八钱　丹皮五钱

煮三杯，得便则止，不便再服。(《吴鞠通医案》)

【评议】冬温误治致热闭阳明，邪陷心包，因病邪深入血分，故症见面舌红赤、谵语便闭，而脉反见沉细之极，为真实假虚之象。吴氏先治以润下合清心开窍，以调胃承气汤合增液汤加减，并服牛黄清心丸，因病重药轻而未取效。二诊先以牛黄清心丸开窍，改用大承气汤直泻阳明之实而取效。

例 26. 湿热疫一下再下化险为夷案

壮热神糊，陡然而发，脉数大而混糊无序，舌垢腻而层迭厚布，矢气频转，小溲自遗，脘腹痞硬，气粗痰鸣。既非寻常六气所感，亦非真中、类中之证。观其濈濈自汗，汗热而不粘指，转侧自如，四体无强直之态，舌能伸缩，断非中风。设使外感，何至一发便剧，而安能自汗。倘守伤寒先表后里，下不嫌迟之例，是坐待其毙矣。亦曾读吴又可先里后表，急下存阴之论否？盖是证也，一见蓝斑，则胃已烂，而包络已陷，迅速异常。盍早议下，尚可侥幸，诸同学以为然否？

厚朴一钱　大黄八钱　黄芩一钱　枳实一钱　槟榔一钱　草果四分　知母一钱五分　陈皮一钱

再诊：神志得清，表热自汗，腹犹拒按，矢气尚频，便下黏腻极秽者未畅，小水点滴如油，脉数略有次序，舌苔层布垢浊。胃中秽浊蒸蕴之势，尚形燔灼。必须再下，俟里滞渐楚，然后退就于表。吴又可治疫之论，阐发前人所未备，甚至有三四下，而后退走表分者。若作寻常发热论治，岂不谬乎！

大黄五钱　枳实一钱五分　银花二钱　知母一钱五分　细川连五分　丹皮一钱五分　滑石三钱　玄明粉一钱五分　厚朴一钱

三诊：大腑畅通，悉是如酱如饴极秽之物。腹已软而神已爽，表热壮而汗反艰。舌苔半化，脉数较缓，渴喜热饮，小水稍多。此际腑中之蒸变乍平，病已退出表分。当从表分疏通，先里后表之论，信不诬也。

柴胡五分　枳实一钱　通草一钱　紫厚朴七分　法半夏一钱五分　连翘一钱五分　橘皮一钱　赤苓三钱　大腹皮一钱五分　藿香一钱

四诊：表热随汗就和，舌苔又化一层，脉转细矣，神亦倦矣。病去正虚之际，当主以和养中气，佐轻泄以涤余热，守糜粥以俟胃醒。慎勿以虚而早投补剂，补之则反复立至也。

桑叶一钱五分　石斛三钱　扁豆三钱　神曲一钱五分　丹皮一钱五分　豆卷三钱　甘草三分　橘白一钱　薏仁三钱　半夏曲一钱五分（《（评选）爱庐医案》）

【评议】舌垢腻而层迭厚布，湿热疫明矣。应用之理法方药，源自吴又可《温疫论》，如初起为“表里分传”之证，仿吴氏达原饮加大黄以治，既宣透膜原，又攻下里结，使邪能内外分消；再诊亦遵吴氏“因证数攻”“凡下不以数计”的论述，重加下药，一下再下，以冀里结清而邪达于表。柳宝诒对其评议说：“此等证，有下之三四次而后清者，必须有胆有识，方能奏效。”以后二方，亦是权衡邪正盛衰，对证投剂，层次井然，非老手不办。

例 27. 白虎合承气汤清下治春温误用姜附致阳明实热案

刘姓子，四月初旬病春温，发热而不恶寒，医投以姜附，遂致面赤唇焦，口渴舌黑，烦躁谵语。余用白虎汤合承气汤一剂，半晌，大便畅解，神识顿清，语言不乱，安静能睡。傍晚，促余至店，登楼视之，大汗如浴，手足战栗，两目直视，口张气粗，死症毕具。余曰：上午服药，如此应效，何一变至此？细观病人身上，羊裘絮袄，棉被拥盖，通身汗出。诘所由来，乃用附子医人，教之取汗也。急令揭去衣被，汗渐止而战略疏，随用梨汁生汁二大碗灌之。次早，诸病皆愈。(《尚友堂医案》)

【评议】时在四月，天时趋热，病属春温，发热而不恶寒，是热象显现，前医投用姜附则大误，以致面赤唇焦，口渴舌黑，烦躁谵语阳明实热变证。其时之治，后医改投清气分之实热，病有转机。不幸的是，前医仍用大热之附子，劫耗精液，以至大汗如浴，手足战栗，两目直视，口张气粗。好在随后摒弃热药，灌以香梨汁，使津复病瘥。

例 28. 春温实热壅滞得泻下始安案

张秀慧妻，春月得病，大热便闭，绝食七日，舌黑唇焦，神昏僵卧，呼之不应，举家号泣，治棺相待。余因游览，偶过其门，迎入诊视，尺脉只一丝未绝，面红如醉。遂以大承气汤加生地服之，下结粪数枚，四肢稍动，方能言语。复以滋阴生血之药连进旬余，乃得复旧。(《尚友堂医案》)

【评议】病在气分，阳明经证则要清气，阳明腑证则重通腑。本案大热、便闭、舌黑唇焦、神昏僵卧、面红如醉，腑实证俱，故以承气汤攻下，病性属温热，阴津难免损伤，故加用生地，后继以滋养，意在救其阴也。至于患者“尺脉只一丝未绝”，言下之意，余脉均已伏匿，即吴又可《温疫论》所谓“脉厥”，在温病或温疫，多因“内结壅闭，营气逆于内，不能达于四末”所致，吴氏主张用承气以下之。此案与此颇为类似。

例 29. 春温时疫得下获救案

王皱石广文令弟患春温，始则谵语发狂，连服清解大剂，遂昏沉不语，肢冷如冰，目闭不开，遗溺不饮，医皆束手。眉批：此正吴氏所谓凉药无涤秽之功，而反冰伏其邪也。孟英诊其脉弦大而缓滑，黄腻之苔满布，秽气直喷。投承气汤，加银花、石斛、黄芩、竹茹、元参、石菖蒲。下胶黑矢甚多，而神稍清，略进汤饮。次日去硝、黄，加海蜇、芦菔、黄连、石膏。服二剂而战解肢和，苔退进粥，不劳余力而愈。继有张镜江邀治叶某，又钱希敏之妹丈李某，孟英咸一下而瘳。惟吴守旃之室暨郑又侨，皆下至十余次始痊。今年时疫盛行，医多失手，孟英随机应变，治法无穷，救活独多，不胜缕载。(《王氏医案续编》)

【评议】春温时疫宜清宜下，各有其适应病证，若误用之，非独病不能愈，反生变端，观此案，即可见一斑，临床可不慎哉！

例 30. 孕妇病痉用大承气汤获转机案

初诊　怀孕八月，气郁阻中，暑风外迫，猝然发厥，神昏不语，目闭口噤，柔痉不止，卧不着席，时时齘齿。《金匮》云：痉为病，胸满口噤，卧不着席，脚挛急，必齘齿，可与大承气汤。但系胎前身重之际，当此厉病，断难用大承气法。然不用承气，症属难挽。如用承气而胎欲下动，亦断无生理。势处两难，但不忍坐视。先哲云：如用承气，下亦毙，不下亦毙，与其不下而毙，不若下之，以冀万一之幸。既在知已，不得已而勉从古法立方，以慰病家之心，亦曲体苦衷矣。

川纹军四钱，生磨汁　净芒硝二钱　酒炒当归三钱　姜炒川厚朴一钱　炒枳实一钱　大丹参片五钱　盐水炒杜仲一两　高丽参四钱　陈仓米一合

二诊　昨方进后，幸胎未动，诸症悉退。盖前方乃系涤热，而非荡实，故孕安而邪亦净。但舌色微红少津，是因暴病大伤，未能骤复，法宜养心和中。能恬惔自畅，调摄得宜，则可也。

青蒿梗　佩兰梗　炙甘草　大丹参　白归身　香白薇　怀山药　真建曲　法半夏　广陈皮　南沙参　川杜仲　赤茯苓　乳荷梗　红枣　陈仓米

（《费伯雄医案》）

【评议】妊娠用药，因恐胎堕，世代医家多视攻邪之品为鸩毒，避之不及，一遇时疫温病，高热痉厥，难免束手无策。对此，吴又可于《温疫论》专辟篇章论述，认为“须随证施治，切不可过虑，慎毋惑于参、术安胎之说。病家见用承气，先自惊疑，或更左右嘈杂，必致医家掣肘，为子母大不祥。若应下之证，反用补剂，邪火壅郁，热毒愈炽，胎愈不安，转气传血，胞胎何赖？是以古人有悬钟之喻，梁腐而钟未有不落者，惟用承气，逐去其邪，火毒消散，炎顿为清凉，气回而胎自固”，正是“有故无殒，亦无殒治”之意。本案患者暑热郁结，柔痉不止，病情危笃，当予大承气涤热外出，但碍于怀孕八月，不敢径投，幸费氏果断予承气汤，逐去其邪，方获转机。同时费氏严察病情，把握剂量，衰其大半而止，痉止热退即转投养心和中之剂，如此胆大心细，值得称道。

例31. 春温重症药后战汗而解案

曾廷煌春月病温，医者误治，转成谵语，咽干口渴，舌生芒刺，日夜发热，目瞪气粗，迫急无奈，延余诊治。六脉沉疾，谓之曰：此阳邪陷入阴分者也，法当以热药下之。方用元参五钱，生地五钱，厚朴三钱，枳实三钱，生栀仁三钱，生石膏六钱，生甘草一钱，外用生大黄五钱，黑附片

五钱，另熬极熟，和前药同煎。再以生地一两，以水泡透，捣绞取汁，渴即与饮。药未尽剂，病者陡发寒战，床榻为之振摇，其子惧而来问，余曰：此战汗也，不可扰动，涎汗一出，病即解矣。阅一时许，始得大汗，病者久不寐，汗出后，即熟睡一觉，大小便皆通，随用人参白虎汤加减调理，舌苔尽退，改用香砂六君子汤，数剂而愈。(《医案类录》)

【评议】案中所述“战汗”一证，温病学家多有论述，吴又可《温疫论·战汗》即为此而设。对于战汗之后的病情转归，一般以“脉静身凉”为吉，是正复邪却之佳象，本例类此。

例 32. 湿温化燥攻下得愈案

须江周某之郎，由湿温误治，变为唇焦齿燥，舌苔干黑，身热不眠，张目妄言，脉实有力。此分明湿温化热，热化燥，燥结阳明，非攻下不能愈也。即用润下救津法，服之未效，屡欲更衣而不得，后以熟军改为生军，更加杏霜、枳壳，始得大解，色如败酱，臭不可近。是夜得安寐，谚妄全无，次日舌苔亦转润矣。继以清养肺胃，调理二旬而安。(《时病论》)

【评议】湿温化燥伤阴，实结阳明，治用润下救津法（熟大黄、玄明粉、甘草、玄参、麦冬、细生地），熟大黄改生大黄，并加润燥理气之品，药中窾窍，病获转机而愈。前已述及，吴鞠通《温病条辨》治湿温有“禁下”“禁润”之说，由此可见不必拘泥，知常达变，随证投剂可也。

例 33. 疸症宜下当下案

叶案治疸闰症，有云不宜下，恐犯太阴变胀，不知亦问其证之宜与不宜耳。琴师左君逢源，患此证三月余，服药罔效，延余治。自述每三四日始一更衣，今已五日矣，能食，脉有力，余用茵陈蒿汤加芒硝治之。方用大黄三钱、茵陈四钱、栀子、芒硝各二钱。煎好冲入酒二杯服，服后大泻，明日硝减半，服再泻，病稍退。隔四日，仍苦便难，前方去硝，加桃仁三钱，服二帖，仍泻二次，继以薄味调养而收全功。(《评琴书屋医略》)

【评议】茵陈蒿汤加芒硝实导源于仲景治黄疸实热证之方，意在泻下渗利以逐邪，投剂准确，效如桴鼓。

例34. 大头瘟二便俱秘治案

孙女，头面肿大如斗，肿热作痛，此大头天行也。大小便俱闭，宜急下泄热存津。

鲜生地　小生地　元参各八钱　生大黄　玄明粉各三钱　川朴　炒枳壳各二钱　板蓝根五钱（《近代名医学术经验选编·范文甫专辑》）

【评议】感受时邪之毒，蕴结于上，故头面焮肿。阳明腑实，热灼真阴，故大小便俱闭。治当重用增液承气汤通腑泄热，滋养阴津。方中所用板蓝根，《本草便读》谓："清热解毒，辟疫杀虫。"《大明本草》说其治"天行热毒"。是治大头瘟毒之要品，至今在临床上仍被用于防治大头瘟，具有较好的疗效。

例35. 分消走泄法治湿热充斥三焦案

通州万选青患湿温，发热，有汗不解，口干苔黄，脘闷心烦，作恶呕吐，大便泄泻，小溲不利，身重头胀。余诊其脉细弦，此湿热充斥三焦，治宜分消。方用酒炒黄芩一钱，酒炒黄连二分，豆豉三钱，茯苓皮三钱，冬瓜子四钱，川通草一钱，大腹皮钱半，桑叶一钱，薄橘红一钱，鲜竹茹一钱。两剂而愈。(《孟河费绳甫先生医案》)

【评议】湿热充斥三焦，上下弥漫，治遵叶天士分消走泄之法，即开上、疏中、渗利三管齐下，使邪无容留之地，病乃得瘳。

例36. 暑风重症急救案

太学蒋麓亭病，时诸名家以为伤寒，服药罔效，举家危迫，召余诊视，见衣棺已全备矣。余按六脉尚有根，但虚弱之甚耳。病者角弓反张，手足搐搦，面垢不言，余未诊脉，望而知非伤寒证矣，及切得虚脉，参外证，乃暑风也。暑症与伤寒相似，但面垢背寒，此为异耳。向其乃翁云：余可保即安也。法令疾者卧地，洞开户牖，先进六一散五钱，用新汲井水和下，遂冷汗淋漓，弓搦皆止。又用井水二盆，置病者两傍。再以黄连香薷饮一大剂投之，遂而全愈。时在三伏中，盛暑侵酷，顺时调变，见真守定，故不为伤寒之语惑耳。(《两都医案》)

【评议】患者误用治伤寒药后，出现角弓反张、手足搐搦、面垢不言等症，结合病发于三伏天中，并切脉为虚，辨证当为暑风证，故治用六一散清暑利湿，服后冷汗出、余症止，继服黄连香薷饮解暑清热而愈。

例37. 湿热宿谷相抟发黄治案

五月避地维扬，东面里沙中一豪子，病伤寒八九日，身体洞黄，鼻目皆痛，两髆及项、头、腰皆强急，大便涩，小便如金。予诊曰：脉紧且数，其病脾先受湿，暑热蕴蓄于足太阴之经，宿谷相抟，郁蒸而不得泄，故使头面有汗，项以下无之。若鼻中气冷，寸口近掌无脉则死。今脉与证相应，以茵陈汤调五苓散与之，数日差。(《伤寒九十论》)

【评议】《诸病源候论·黄病诸候》云："寒湿在表，则热蓄于脾胃，腠理不开，瘀热与宿谷相抟，烦郁不得消，则大小不通，故身体面目皆变黄色。”本案伤寒发黄，表有寒则见脉紧，两膊及项、头、腰皆强急，寒主收引也；里有热则见脉数，湿热与宿谷瘀滞中焦，二便不通，故郁蒸而发黄。方用茵陈蒿汤与五苓散，俱出仲景《伤寒论》，本书著者许叔微亦收于《普济本事方》中。茵陈蒿汤（茵陈、栀子、大黄）原文谓“治胃中有热、有湿、有宿谷，相抟发黄”，为里证正治；调五苓散（猪苓、泽泻、白术、茯苓、桂）“治伤寒温热病表里未解”“汗出即愈”，为兼顾表证。两方合用，药证相对，故数日得瘥。

例 38. 脾伤湿热谷疸治案

完颜正卿丙寅二月间，因官事劳役，饮食不节，心火乘脾，脾气虚弱，又以恚怒，气逆伤肝，心下痞满，四肢困倦，身体麻木。次传身目俱黄，微见青色，颜黑，心神烦乱，怔忡不安，兀兀欲吐，口生恶味，饮食迟化，时下完谷，小便癃闭而赤黑，辰巳间发热，日暮则止，至四月尤盛。其子以危急求予治之，具说其事。诊其脉浮而缓。《金匮要略》云：寸口脉浮为风，缓为痹，痹非中风。四肢苦烦，脾色必黄，瘀热以行。趺阳脉紧为伤脾，风寒相抟，食谷则眩，谷气不消，胃中苦浊，浊气下流，小便不通，阴被其寒，热流膀胱，身体尽黄，名曰谷疸。宜茯苓栀子茵陈汤主之。

茯苓栀子茵陈汤

茵陈叶一钱　茯苓去皮，五分　栀子仁　苍术去皮，炒　白术各三钱　黄芩生，六分　黄连去须　枳实麸炒　猪苓去皮　泽泻　陈皮　汉防己各二分　青皮去白，一分

上十三味㕮咀，作一服，用长流水三盏，煎至一盏，去渣，温服，食前。一服减半，二服良愈。

《内经》云：热淫于内，治以咸寒，佐以苦甘。又湿化于火，热反胜之，治以苦寒，以苦泄之，以淡渗之。以栀子、茵陈苦寒，能泻湿热而退

其黄，故以为君。《难经》云：井主心下满，以黄连、枳实苦寒，泄心下痞满；肺主气，今热伤其气，故身体麻木，以黄芩苦寒，泻火补气，故以为臣。二术苦甘温，青皮苦辛温，能除胃中湿热，泄其壅滞，养其正气。汉防己苦寒，能去十二经留湿，泽泻咸平，茯苓、猪苓甘平，导膀胱中湿热，利小便而去癃闭也。(《卫生宝鉴》)

【评议】本案先由饮食劳倦，损伤脾胃，又以恚怒伤肝，肝气横逆，再犯脾胃，故见心下痞满，《难经》所谓"井主心下满"，"井"即指厥阴肝木为病；四肢困倦，身体麻木，俱为脾胃气虚之象；又有心火扰神，故见心神烦乱，怔忡不安；脾胃虚弱，纳谷不消，水湿不运，终致湿久化火，瘀热以行，发为谷疸，身目俱黄。《金匮要略》为经典之作，所载方论，后世常奉为临证治病之圭臬，本案不但引其原文，"茯苓栀子茵陈汤"方中之君药茵陈、栀子，即取于"黄疸病脉证并治第十五"篇中谷疸所用的"茵陈蒿汤"。全方以茵陈、栀子、黄连、黄芩泄热，茯苓、猪苓、泽泻、防己渗湿，苍术、白术补脾胃，青皮、枳实消谷气。看似多用苦寒药，其实不然。《卫生宝鉴》著者罗天益，为"补土派"李东垣的关门弟子，深得其师真传，贯彻"内伤脾胃，百病由生"之旨，始终以顾护脾胃为本，苦寒之药虽多，剂量却小，补脾胃之药虽少，剂量则重，用"茵陈蒿汤"，又去掉其中的大黄，足见其中深意！

例39. 酒疸湿热治案

程松逸兄患酒疸，遍身皆黄，尿如柏汁，眼若金装，汗出沾衣如染。胸膈痞满，口不知味，四肢酸软。脉濡而数，以四苓散加厚朴、陈皮、糖球子、麦芽、葛根，倍加青蒿，水煎，临服加萱草根自然汁一小酒杯，四帖，其黄涣然脱去。(《孙文垣医案》)

【评议】酒疸，脉濡而数，濡为湿，数为热，湿热之征明矣。四苓散者，猪苓、茯苓、泽泻、白术，利水渗湿剂也，为五苓散去桂，防桂性热助火也。加葛根，倍青蒿，清其热而退其黄也。加厚朴、陈皮、糖球子（山楂）、麦芽，化湿健脾开胃，治其胸膈痞满，口不知味也。萱草根汁，清热利湿，《本经逢原》谓其"下水气及酒疸大热"，更增前药退黄之功。药对其症，故四帖而其黄涣然脱去。

例40. 宣肺运中渗利分消湿热案

某六一　舌黄，脘闷，头胀，口渴，溺短，此吸受秽气所致。

飞滑石三钱　白蔻仁七分　杏仁三钱　厚朴一钱半　通草一钱半　广皮白一钱半（《临证指南医案》）

【评议】舌黄、脘闷、头胀、口渴、溺短，分明是湿热弥漫三焦之主要症状，叶氏针对湿热病因，立足于宣肺气、运中焦、利小便三大治法，方中蔻仁、杏仁宣展肺气，俾气化则湿化；厚朴、广皮健运脾胃，理气化湿；滑石、通草通利小便，给邪以出路，处方用药法度精当，为后世治湿热病证树立了榜样，吴鞠通《温病条辨》治暑湿名方三仁汤，即由此处方化裁而成。

例41. 上中湿热治案

吴五五　酒客湿胜，变痰化火，性不喜甜，热聚胃口犯肺，气逆吐食，上中湿热，主以淡渗，佐以苦温。

大杏仁　金石斛　飞滑石　紫厚朴　活水芦根（《临证指南医案》）

【评议】本处方药仅五味，乃熔宣肺、运脾、渗利于一炉。宣肺者，杏仁是也；运脾者，厚朴是也；渗利者，滑石、芦根是也。至于石斛一味，谅湿热已伤中焦津液，故以甘凉滋润配之。

例 42. 湿热秽邪蒙蔽神窍治案

某　吸受秽邪，募原先病，呕逆，邪气分布，营卫皆受，遂热蒸头胀，身痛经旬，神识昏迷，小水不通，上中下三焦交病，舌白，渴不多饮。是气分室塞，当以芳香通神，淡渗宣窍，俾秽湿浊气，由此可以分消。

苡仁　茯苓皮　猪苓　大腹皮　通草　淡竹叶

牛黄丸二丸。(《临证指南医案》)

【评议】“神识昏迷”，系湿热秽邪已蒙蔽神窍，用牛黄丸清心开窍正是。编者认为，若遇此等证，后世《温病全书》菖蒲郁金汤自可加入。

例 43. 湿热痹证治案

徐　温疟初愈，骤进浊腻食物，湿聚热蒸，蕴于经络，寒战热炽，骨骱烦疼，舌起灰滞之形，面目痿黄色，显然湿热为痹，仲景谓湿家忌投发汗者，恐阴伤变病，盖湿邪重着，汗之不却，是苦味辛温为要耳。

防己　杏仁　滑石　醋炒半夏　连翘　山栀　苡仁　野赤豆皮(《临证指南医案》)

【评议】此为湿热痹证。治以宣肺利气，清热渗湿为主，用药颇具巧思。吴鞠通师其意，立宣痹汤治湿热痹，临床证实确有较好的疗效。

例 44. 肿胀湿热布散三焦治案

朱　初因面肿，邪干阳位，气壅不通，二便皆少，桂、附不应，即与导滞。滞属有质，湿热无形，入肺为喘，乘脾为胀，六腑开合皆废。便不通爽，溺短混浊，时或点滴，视其舌绛口渴。腑病背胀，脏病腹满，更兼倚倒左右。肿胀随着处为甚，其湿热布散三焦，明眼难以决胜矣。《经》云：从上之下者治其上，又云从上之下，而甚于下者，必先治其上，而后治其下。此症逆乱纷更，全无头绪，皆不辨有形无形之误，姑以清肃上焦为先。

飞滑石一钱半　大杏仁去皮尖，十粒　生苡仁三钱　白通草一钱　鲜枇杷叶刷净毛，去筋，手内揉，三钱　茯苓皮三钱　淡豆豉一钱半　黑山栀壳一钱

急火煎五分服。

此手太阴肺经药也。肺气窒塞，当降不降，杏仁微苦则能降；滑石甘凉，渗湿解热，苡仁、通草，淡而渗气分；枇杷叶辛凉，能开肺气；茯苓用皮，谓诸皮皆凉；栀、豉宣其陈腐郁结。凡此气味俱薄，为上焦药，仿徐之才轻可去实之义。（《临证指南医案》）

【**评议**】此系风邪闭肺，肺气不降，不能通调水道，脾失制水，故聚而为肿。综观全方，旨在宣通肺气以疏利三焦，不治水而水肿消，可谓切中病机，药中窾窍。

例45. 内外因交混致黄疸治案

脉弦缓，面目肌肤皆黄，舌白滑腻，胸脘膈间胀闭，病名湿温。由濒海潮湿气入口鼻至募原，分布三焦，此为外因。仍食水谷腥物，与外入秽浊之邪，两相交混，湿甚热郁，三焦隧道气血不通，遂变黄色。发汗不愈者，湿家本有汗也。清热消导不愈者，热从湿中而起，湿不去则热不除也。夫湿邪无形质，攻滞乃有形治法，其不效宜矣。昔河间治湿热，必取乎苦辛气寒。盖苦降以逐湿，辛香以祛秽，寒取乎气，借气行不闭塞于内也。当世医者，混以伤寒表里为治，殊不知秽湿气入口鼻，游走三焦，不与伤寒同治。

绵茵陈　白豆蔻　厚朴　川通草　广皮白炒　茯苓皮　半夏曲　块滑石

(《叶氏医案存真》)

【评议】本例由湿热引起的黄疸，是由内外因交混而成，其病位在胃与三焦。处方以宣化清利湿热为主，诚为合法。案中引用刘河间治湿热"必取乎苦辛气寒"，并作了阐发，对临床用药，很有启示，未可草草读过。

例46. 秽浊不正之气扰中治案

秽浊不正之气扰中，痞闷，恶心，头疼，烦渴，形寒内热，邪不在表，未可发散。

杏仁　蒌皮　滑石　通草　白蔻　郁金　花粉　连翘（《叶氏医案存真》）

【评议】"秽浊不正之气"，一般多指湿热秽恶之邪，其感人也，大多如本例所见痞闷、恶心、头痛、烦渴等症。基于此，叶氏处方以宣展肺气，淡渗利水以清除湿热，郁金为芳香祛秽之佳品。编者以为似可再加藿香、佩兰、半夏、陈皮等以和胃止呕，鲜芦根清热解渴亦可加入。

例47. 酒客湿热熏蒸致肿胀治案

方　面肿气喘，呛不止，音渐哑。周身之气降，全在乎肺。酒客久蓄之湿，湿中生热，气必熏蒸及上，肺热为肿为喘，声音闭塞矣。按《内经》云：湿淫于内，治以淡渗，佐以苦温。渗则湿从下走，酒客恶甘，宜苦温以通湿，湿是阴邪耳。

活水芦根　米仁　厚朴　滑石块　浙茯苓　杏仁（《叶天士晚年方案真本》）

【评议】湿与热密切相关，湿邪易化热，如徐灵胎所云："有湿则有热，虽未必尽然，但湿邪每易化热。"故治疗宜清利湿热。

例 48. 湿热着于脾胃治案

夏季水土之湿，口鼻受气，着于脾胃，潮热汗出稍凉，少顷又热，病名湿温。医但知发散清热消导，不知湿郁不由汗解。舌白不饥，泄泻。

滑石　白蔻仁　茯苓皮　猪苓　通草　厚朴　泽泻（《扫叶庄一瓢老人医案》）

【评议】《扫叶庄一瓢老人医案》，据传是薛生白撰。薛氏是诊治湿热病专家，有《湿热条辨》传世。本例舌白不饥，是湿热病的常见症状。处方与叶天士一脉相承，均以宣上、运中、渗下为法。

例 49. 分利法治湿热流注下焦案

温为天之气，湿乃地之气，两气相并，其势自张，今病已两旬，身热未解，口渴胸痞，自利不已，小便短涩，湿邪滞于下焦，应用分利一法。

川萆薢三钱　白茯苓三钱　猪苓二钱　飞滑石四钱　神曲二钱　广皮一钱

水同煎服。（《南雅堂医案》）

【评议】湿热滞于下焦，据其病位，自当因势利导，惟渗利湿热，使邪从小便而出，最为合宜。方中萆薢、茯苓、猪苓、滑石即据此而设。吴鞠通茯苓皮汤（茯苓、薏苡仁、猪苓、大腹皮、通草、竹叶）渗利下焦湿热，功效卓著，自可择用。

例 50. 湿热郁蒸将成黄疸治案

徽商张某，神气疲倦，胸次不舒，饮食减少，做事不耐烦劳。前医谓脾亏，用六君子汤为主，未效。又疑阴虚，改用六味汤为主，服下更不相宜，来舍求诊。脉息沉小缓涩，舌苔微白，面目隐黄。丰曰：此属里湿之证，误用滋补，使气机闭塞，则湿酿热，热蒸为黄，黄疸将成之候。倘不敢用标药，蔓延日久，必难图也。即用增损胃苓法去猪苓，加秦艽、茵陈、楂肉、鸡金治之。服五剂胸脘得畅，黄色更明，惟小便不得通利。仍照原方去秦艽，加木通、桔梗。又服五剂后，黄色渐退，小水亦长，改用调中补土之方，乃得全愈。(《时病论》)

【评议】里湿误用滋补，致气机闭塞，湿从热化，湿热郁蒸，胆热液泄，发为黄疸，雷氏用清利湿热为主，导邪从小便而出，黄疸渐退，诸症向愈。本例见症，颇似现代医学所说的黄疸型肝炎，其治法足可师法。

例 51. 湿温伏邪留恋气分治案

陆男　始起寒微热甚，得汗不解，此属里热，经两旬余，热势如故。脘部痞满如窒，神烦口干，其内伏之邪未克透达可知，顷按脉来沉滑数，舌苔厚腻，便下先通而后秘。拙见是，湿温伏邪留于气分，有传疹之势，以其表里三焦均未通达，蕴邪遂有失达之虑。屡经汁下清而热象不减，即属里邪之征。古人云，伏气为病，譬如抽蕉剥茧，层出不穷。又云，湿温内发，最易传疹酿痦。胸脘为气分部位，邪未透达，气机被遏，则脘痞如窒。据述曾服表散之剂，痞闷反剧，盖湿邪不宜发汗，汗之则痉，古有明训。吴鞠通云：汗之则神昏耳聋，甚则目瞑不欲言。倘过汗则表虚里实，表里之气不相承应，必多传变。吴又可云：温邪有九传，有表里分传者，有先表后里，先里后表者，传化无定，治之者当深究其所以然。今温邪内逗，熏蒸失达，拙拟宣化清泄，以分达其湿热之邪，必得表里三焦一齐尽解，庶疹点易透，可无风动痉厥之变。

豆卷　杏仁　郁金　米仁　山栀　连翘心　枳壳　瓜蒌皮　赤苓　芦根　滑石　竹叶(《近代名医学术经验选编·陈良夫专辑》)

【评议】案谓："伏气为病，譬如抽蕉剥茧，层出不穷。"点出了伏气温病症情传变的复杂性和缠绵性。本例为湿温伏邪，由于内伏之邪未克透达，逗留气分，所以治用清泄湿热，透邪外达，宣达上中二焦气机，以冀透热于外，渗湿于下，使湿热之邪从表里分消。

例 52. 茵陈胃苓汤治湿热黄疸案

章　湿伤脾胃，四肢酸软，身体面目俱黄，小便不清，致生黄疸之症。拟以茵陈胃苓汤治之。

西茵陈二钱　生白术钱半　白茯苓三钱　久陈皮一钱　洁猪苓钱半　建泽泻二钱　川桂枝八分　紫绍朴八分　炙甘草六分（《阮氏医案》）

【评议】黄疸当分阳黄、阴黄两大类型，本例身体面目俱黄，当是黄如橘子色，属阳黄范畴，故用茵陈胃苓汤清利湿热为治。

例 53. 春温顺逆双传用凉膈散双解得愈案

关寅伯赞府家某厨，患春温，渠主人颖庵治之弗瘳，为速孟英诊焉。脉来弦软而寸数，舌绛苔黑而神昏，谵渴溺红，胸腹拒按，是双传证也。夫顺传者宜通其胃，逆传者宜清其营，治法不容紊也。然气血流通，经络贯串，邪之所凑，随处可传，其合其分，莫从界限，故临证者宜审病机而施活变，弗执死法以困生人。此证属双传，即当双解，予凉膈散加犀角、菖蒲、元参，下之果愈。（《王氏医案三编》）

【评议】凉膈散主治病证在于上、中二焦积热，重用连翘清心肺，解热毒，是为主药；配黄芩清心胸郁热，山栀泻三焦之火，薄荷、竹叶外疏内清，朴硝、大黄荡涤胸膈积热，泻下而清其火热。症见舌绛苔黑，神昏，谵语，烦渴溺红，显然热毒内盛，故加用犀角、菖蒲、玄参清营分热毒，而能神清病愈。案中“临证者宜审病机而施活变，弗执死法以困生人”，乃金针度人之语，切记！

例 54. 防风通圣散治三焦俱实案

当夏忽冷忽暖，感染疫疠不正之气，憎寒壮热而无汗出，头目昏眩，口苦鼻塞，面颌俱肿，大便闭，小便赤涩，风火相乘，内热壅而为毒，表实三焦俱实，拟用防风通圣散加味。

防风五分　连翘五分　荆芥五分　炒白芍五分　石膏一钱　滑石三钱　川芎五分　当归身五分　黑山栀五分　牛蒡子五分　金银花一钱　川贝母五分　炒白术五分　麻黄五分　薄荷五分　桔梗一钱　瓜蒌仁一钱　淡黄芩一钱　大黄五分，酒蒸　芒硝五分　甘草二钱　生姜二片　葱白三枚（《南雅堂医案》）

【评议】热毒壅盛三焦，表里俱实，刘河间防风通圣散确是对证之治。《医方考》对其方义分析甚为精辟：“是方也，用防风、麻黄泄热于皮毛；用石膏、黄芩、连翘、桔梗泄热于肺胃；利用荆芥、薄荷、川芎泄热于七窍；用大黄、芒硝、滑石、栀子泄热于二阴；所以各道分消其势也。乃当归、白芍者，用之于和血；而白术、甘草者，用之以调中尔。”是方乃融解表、清热、泻下、渗利于一方，使表里上下之邪由窍道而出，实为放邪出路的经世良方，临床尤适合于治疗包括瘟疫在内的外感病。

例 55. 防风通圣散治惊风案

姜德华之子，二岁，潮热不退，胸紧气促。诸医用尽柴、前、陈、半、枳、桔、芩、连之属，毫无一效。遂尔手足抽掣，角弓反张，烦扰啼哭，夜间尤甚。灯火汤药，杂投无数，皆言已成惊风必死之症。德华来寓邀治，视其体肥面白，唇焦齿燥，舌苔灰白，黏涎满布，舌尖略有红刺，胸紧气促，七窍干燥，小水短赤，大便通而不燥，潮热异常，四肢指尖微冷。细详此症，乃风、热、痰三字合为病也。览前医之药颇是，何故更加抽掣反张也，此中宜急讲矣。夫医只执迷清火化痰之方，而不知有下痰泻热之法。盖柴胡发散，而于驱风无益。陈、半、枳、桔，虽称化痰，今施风热之症，岂非愈燥痰涎乎？芩、连只能清火，却无泻热磨刮之功。延缠日久，风无出路，痰愈胶黏，而热愈甚。小儿筋骨柔脆，身中风热既久，津液必然受灼，机关愈阻，经络如焚，安得不为抽掣反张耶！考古惟防风通圣散正为分清表里，兼能驱风泻热，使风仍从外解，热从下出，其痰不治自除，其风不截自止。定见如是，直许可治。姑与通圣散，开水调灌，大解一次，其哭稍定，反张略止。随进通圣散，方除麻黄、白术，加蒌仁、槟榔，二剂，遂下胶痰数块如鸡子大，黏结腥臭异常，乃身中津液痰涎，愈蒸愈结之物也。病随药愈，众称神治。此症小儿颇多，皆由在表失表，在里失里，延缠多日，遂成此候。医者病家多执牛黄、苏合、抱龙等丸，外用灯火乱烧，概不知此取用。余治斯疾，颇有所悟。今录之，可为小儿另开生门之法，后之幼科得览是编，未必非临症之一助云。

防风通圣散（《得心集医案》）

【评议】防风通圣散出刘河间《宣明论方》，由防风、荆芥、麻黄、薄荷、桔梗、生石膏、黄芩、栀子、大黄、芒硝、甘草、滑石、当归、芍药、川芎、白术组成，乍看庞杂，实则严谨，佐制合度，汗、清、下并用，表里、气血、三焦通治。小儿脏腑娇嫩，形气未充，外易为六淫所侵，内易为饮食所伤。治宜解表同时兼顾健脾化湿。本案患儿已惊风抽搐，单一解热，恐热势难却，更伤脾胃。防风通圣散旨在表里双解，使表邪得宣，里热得泄，“机关愈阻”得以扭转，并配合健脾活血药物，攻邪而不伤正，方义正符小儿生理特点，故奏奇效。又，本案理法方药分析精辟，且富有文采，诚非老手不能为之。

例56. 瓜蒂散搐鼻治黄案

人病身体疼痛，面黄喘满，头痛，自能饮食，大小便如常，或者多以茵陈五苓散与之。予诊其脉曰：大而虚，鼻塞且烦，其证如前，则非湿热与宿谷相抟，乃头中寒湿。仲景云：疼痛发热，面黄而喘，头痛，鼻塞而烦，其脉大，自能饮食，腹中和无病，病在头中寒湿，故鼻塞，纳药鼻中则愈。而仲景无药方，其方见《外台》《删繁证》云：治天行热毒，通贯脏腑，沉鼓骨髓之间，或为黄疸，须瓜蒂散。瓜蒂二七枚，赤小豆、秫米各二七枚，为末，如大豆许，内鼻中，搐鼻当出黄水。慎不可吹入鼻中深处。（《伤寒九十论》）

夏有高师病黄证，鼻内酸疼，身与目如金色，小便赤涩，大便如常，则知病不在脏腑。今眼睛疼，鼻额痛，则知病在清道中矣。清道者，华盖肺之经也。若服大黄，则必腹胀为逆。当用瓜蒂散，先含水，次搐之，令鼻中黄水尽则愈。如其言，数日而病除。（《伤寒九十论》）

【评议】《经》言："其高者因而越之。"以上两案皆用瓜蒂散搐鼻，引邪从上窍出而得解，祛邪不伤正，理精法妙，足资后人借鉴。

例57. 刺头出血治风眩头重案

秦鸣鹤，侍医也。高宗苦风眩头重，目不能视，召鸣鹤诊之。鹤曰：风毒上攻，若刺头出少血，即愈矣。实。太后自帘中怒曰：此贼可斩。天子头上岂试出血处耶？上曰：医之议病，理也，不加罪。且吾头重闷，甚苦不堪，出血未必不佳。命刺之。鸣鹤刺百会及脑户出血。脑户禁刺，非明眼明手不能。上曰：吾眼明矣。言未竟，后自帘中称谢曰：此天赐我师也。赐以缯宝。（《名医类案》）

【评议】风眩头重，目不能视，病位在头，《灵枢·邪气脏腑病形》有载："十二经脉，三百六十五络，其血气皆上注于面而走空窍。"本案风毒上攻，侵犯清阳之位，故作头眩而视物不明。据《针灸甲乙经》，百会可主"顶上痛，风头重，目如脱，不可左右顾"，脑户可主"头重顶痛，目不明，风到脑中寒，重衣不热，汗出，头中恶风"；刺络放血，一则邪气随血而出，二则气血通畅新血乃生，故针刺两穴出血而邪去正安矣。

例58. 刺法放血治痧证危急案

曾治长邑县令曹秉让来郡，患遍身肿胀，势在危急，吴友迫视。见其手足俱肿，将逮胸腹，诊之脉微如丝，视腿湾十指，青筋交现。命刺之出紫黑毒血，乃命冷服宝花散及桃仁红花汤，肿痛消而回县。(《齐氏医案》)

【评议】痧证多因感受时气，使气机闭塞，经络气血运行不畅所致。此案患者四肢肿胀，青筋交现，病势危急。治疗先以针刺放血之法急救，后服宝花散、桃仁红花汤行气活血，解表散风，则肿痛自消。其诊疗的关键在于急刺出血，血出则邪气得泄，闭可立通，故迅速而愈，民间治痧，多用刺法放血，放邪出路，颇有特色。

例59. 暑热秽气触犯心君昏迷痧证案

曾治长邑明经邓庚兄来寓谒见，发晕昏迷。余即诊之，两寸芤而散，余脉如常，重按歇指。此暑热秽气触犯心君。先与宝花散、薄荷汤，继与藿香汤冷服，觉醒扶起，速刺腿湾三针，用沉香阿魏丸、薄荷汤微冷饮之。稍愈，用四物汤调理而痊。(《齐氏医案》)

【评议】患者因感暑热秽气，邪热内陷心包，气血逆乱致发晕昏迷等症，此类急症，首先应先以开闭通窍，令人复苏为紧要。此案中以宝花散、薄荷汤、藿香汤等冷服，并同时速刺腿弯以放痧祛邪，急救复苏，后以四物汤补血和血，调经化瘀，气血通畅，诸证自解。

例 60. 痧胀烦闷神昏刺血服药兼治案

曾治泸阳周长庚，忽患痧胀，心中烦闷，昏昏不言。延予诊之，左脉有力，右脉沉微。余曰：怒气伤肝，痧气阻塞肝经。刺腿湾紫筋三针，血流如注。又刺顶心、臂、指二十余针，乃与三香散、陈皮厚朴汤加延胡索、香附，微温饮之而愈。(《齐氏医案》)

【评议】本例痧胀，症情非轻，幸得力于针刺放痧，邪有出路，其病乃愈。刮痧、刺血等外治法治疗痧证，民间多用之，堪称是一种独特的疗法，很值得传承。

例 61. 痧证六脉俱伏刺百会和痧筋案

右陶治张显如，患头痛发晕沉重，六脉俱伏。刺颠顶百会穴一针，余痧筋俱刺，少苏。复诊其脉，沉实而上鱼际，用清气化痰饮，冷服而安。(《齐氏医案》)

【评议】又是一例用刺法得效的痧证验案。值得注意的是，痧证其脉多沉伏，与阴证脉相似，《医述》曰："余尝见有沉微或伏之脉，一似直中三阴，设外证稍有不合，即取痧筋验之，有则为痧，无为阴证，施治用药，庶乎不失。"本例若误认为阴证而投温补，不用刺法放痧，祸不旋踵。

例 62. 刮痧治暑月吐泻腹中绞痛案

曾治曾荣先，暑月吐泻，腹中绞痛。余令刮痧，其痛即止。但两臂红肿而痒，遂与香薷饮服之，一剂而肿消矣。(《齐氏医案》)

【评议】夏月感受暑湿秽浊之气，易发为痧证，出现或吐或泻，腹中绞痛等症状。先行刮痧解毒祛邪，行气止痛。然痛虽止，湿热未解，故患者两臂红肿而痒，继服香薷饮祛暑清热，化湿解毒。先后针药之施，均着重于放邪出路，遂获良效。

例63. 刮背治发痧危急重证案

发痧一症，最为险恶，往往气闭而死。意余在秀山时，兵丁姚连科，随余赴乡公干，因行路热极，过溪洗澡，阳为阴掩，闭其汗窍，晚间陡患腹痛，当时面白唇青，四肢冰冷，人事不知。余当令用碗口蘸油刮背，由上而下，刮至数十，背现青紫，始能呻吟。随用姜汤灌下，得苏，服散寒温中之剂而愈。该处之民，不知此法，深为诧异，云：我地得此病者甚多，不知有刮背之法，无可解救，因此殒命。余晓之曰：人之五脏，皆系于背，刮背邪从窍出，见效甚速，斯时气闭，药不能下咽，非此莫救，众可识之。再者如系中暑不用姜汤，先刮背脊，用生白矾一钱，阴阳水兑服，行路之人，随带身旁，胜如仙丹。余屡次治验，并记之。(《温氏医案》)

【评议】患者因热极贪凉，阳为阴掩，致使阳气郁闭于内，不能布达，出现面白唇青，四肢冰冷等症。温氏令其行刮背之法，病情遂化险为夷。案中谓："人之五脏皆系于背，刮背邪从窍出，见效甚速。"指出了刮背的作用机理。盖心俞、肺俞、脾俞、肝俞、肾俞皆在背部，故刮背能使五脏之邪有出路，是以奏效迅捷。刮痧简单有效，亦可用于中暑等其他急症。

例64. 痧毒夹食滞案

治牛四美，患胸腹迷闷，作苦之极，自谓死无所逃，举室惶惶，迫予诊治。按之右脉俱伏，左脉洪大无伦。即放指头痧二十余针，遂与白矾汤

冷饮二碗，吐去新食。继与蒲黄饮去姜黄，加莱菔子，微冷饮之而愈。(《齐氏医案》)

【评议】本案系痧毒夹食滞为患的极重之证，以针刺指头二十余针以放痧毒，配合白矾汤吐去新食，双管齐下，使危证得以转机。此等治法，充分发挥了中医放邪出路的特色疗法，发人深省。

例 65. 针刮药三管齐下治痧胀案

江宁布政使黄花农之子桂卿，患痧胀，发热凛寒，头晕作恶，胸脘胀满，头面胸背手足发麻，竟有命在顷刻之势。余诊其六脉沉伏，此邪挟浊秽，遏抑气机，气道不通，血肉皆死。先刺少商穴两针，委中穴两针。用青钱着菜油刮颈项胸背，纹色紫黑，发麻稍定。方用香豆豉三钱，薄荷叶一钱，冬桑叶钱半，净银花三钱，象贝母三钱，大杏仁三钱，冬瓜子四钱，川通草五分，鲜竹茹一钱，鲜芦根二两。服一剂，即汗出热退而愈。(《孟河费绳甫先生医案》)

【评议】患者因“邪挟浊秽，遏抑气机，气道不通”而见发热凛寒，头晕作恶，胸脘胀满等症。治疗先针刺少商、委中以泄痧毒，并刮颈项胸背疏通经络，再以豆豉、薄荷、桑叶、银花等辛凉解表，轻灵透发，以冀温邪透达外散，方奏肤功。